La formation continue une excellente opportunité menacée par la « per diemite »

ISSAKHA DIALLO

LA FORMATION CONTINUE UNE EXCELLENTE OPPORTUNITÉ MENACÉE PAR LA « PER DIEMITE »

L'Harmattan Sénégal

10 VDN, Sicap Amitié 3, Lotissement Cité Police, DAKAR

http://www.harmattansenegal.com
senharmattan@gmail.com
senlibrairie@gmail.com

ISBN : 978-2-343-13651-6
EAN : 9782343136516

PRÉFACE

Ce livre séduit par le caractère romancé de ses personnages qui nous plongent au cœur des réalités de notre système de santé. J'ai pu admirer le sens élevé de l'auteur d'une bonne et exacte observation des hommes et l'œil critique qu'il porte sur certains aspects de la formation continue qu'il dénonce subtilement sans tomber dans la démagogie.

Les objectifs du Millénaire pour le développement ont permis de reconnaître le rôle d'une meilleure santé dans la réduction de la pauvreté et dans l'obtention d'un développement socio-économique global. Mais la récente épidémie de maladie à virus Ebola a mis en lumière la fragilité des systèmes de santé de nos pays -Elle nous a appris que si puissantes soient elles, les interventions de santé ne suffisent pas à améliorer les résultats en matière de santé s'il n'existe pas de systèmes robustes et équitables pour les mettre en œuvre. Elle a également révélé que les systèmes de santé ne peuvent, quant à eux, dispenser de services de santé de qualité en l'absence d'un nombre suffisant de personnels de santé correctement formés-

Or selon l'OMS, plus d'un milliard de personnes dans le monde sont dépourvues d'accès à des services de santé de qualité - en grande partie en raison d'une pénurie importante, d'un déséquilibre des compétences et d'une mauvaise répartition géographique des personnels de santé. L'Afrique subsaharienne qui réunit 11% de la population mondiale, supporte pas moins de 24% de la charge mondiale de morbidité, ne compte que 3% des effectifs de santé de la planète et représente à peine 1% des dépenses de santé.*

Cette pénurie de personnels de santé est compliquée du fait que leur savoir-faire, leurs compétences, leurs expériences et leurs attentes sont souvent mal adaptés aux besoins de santé des populations qu'ils desservent. D'où l'intérêt de réformer la formation du personnel médical et d'investir dans la formation continue des agents de santé de façon à ce qu'ils restent au fait de l'évolution des priorités.

Il faut saluer l'heureuse initiative qu'a eue le Professeur Issakha DIALLO en écrivant ce livre - D ailleurs on ne le présente plus-Spécialiste reconnu et écouté de la santé publique , animé par la conviction profonde que le développement sanitaire n'est pas qu' une affaire de technologies à améliorer mais que c'est une question profondément éthique et politique ; il a eu à diriger l'Institut de Santé et Développement (ISED) dont la vocation première est de mettre à jour voire renforcer les connaissances et compétences des personnels des ministères de la santé -

Pour qui s'intéresse à la santé publique, sa dernière publication "La prise de décision dans la gestion des systèmes de santé e" constitue un ouvrage de référence -Par le biais du roman, il s'est encore donné ici pour tâche de porter la réflexion sur les politiques publiques de formation continue en questionnant le rôle des per diem dans les projets de développement.

Recommandé dans bien des domaines, mais indispensable dans celui de la santé en raison de l'évolution rapide des connaissances, des mutations profondes que subissent les services, et systèmes de santé, les technologies et les équipements, la formation continue est fondamentale au maintien et à la mise à jour permanente des connaissances et compétences des personnels de santé à tous les niveaux. Elle prolonge l'éducation initiale dispensée dans les établissements scolaires et universitaires et constitue une préoccupation majeure de l'OMS qui a adopté lors de sa 20eme assemblée mondiale une résolution invitant les États membres à mettre en place à cette fin des centres nationaux de développement sanitaire[1].

L'auteur se livre à une description détaillée des dispositions légales nationales en matière de formation continue notamment dans les pays anglo-saxons où les gouvernements et associations professionnelles ont adopté un cadre réglementaire rendant obligatoire la formation continue qui est délivrée par des institutions accréditées et sanctionnée périodiquement par des licences d'exercice dans des domaines bien définis.

*Comment ne pas penser à ces paroles de Bernard NANGA** qui proclame que "Personne ne peut accéder à l'autonomie sans avoir appris à marcher, que ceux qui savent marcher apprennent d'abord comment l'enseigner, que ceux qui savent marcher et enseigner l'apprennent aux autres. Et tout cela simplement pour que l'homme puisse devenir lui-même." L'Afrique ne peut pas gagner les batailles singulières dans le domaine de la santé si les personnels de santé qui sont en première ligne sont formés pour un métier du siècle dernier- En cette période de mondialisation, l'effort soutenu et persévérant en matière de formation continue est le viatique irremplaçable pour gagner le pari du développement sanitaire*[2] -

Parmi les moyens d'acquisition ou de mise à jour de connaissances ,le séminaire ,longtemps considéré comme un outil de « team building » incontournable, suscite aujourd'hui des interrogations quant à son utilité, mais surtout, quant à son efficacité et ses travers .Le professeur Diallo nous décrit avec éloquence les divers contours de ce

---

1 OMS, Travailler ensemble pour la santé rapport sur la santé dans le monde 2006, OMS, Genève, Suisse.

2 ** Bernard Nanga, Les chauves-souris, Présence Africaine, 20/04/2001, Paris, France

qu' il a classé à dessein, sous le vocable de séminaire/atelier; Il passe en revue son histoire de la période coloniale à nos jours, ses avantages , ses limites et les effets pervers induits par l'abus ou la déviation d'objectif. Si l'utilité des séminaires en tant que moyen d'échange de connaissances, d'expériences et donc de formation continue ne fait l'objet d'aucun doute, leur nombre, les lieux où ils sont organisés, leur coût, et la manière dont ils sont programmés et exécutés méritent réflexion .C'est à dessein que le Professeur DIALLO a choisi l'approche constructive que constitue le débat entre deux collègues ,amis de surcroît pour mettre en exergue les préoccupations des populations, des décideurs, des partenaires, et personnels de santé à ce sujet.

Faisant œuvre de pédagogue, il a adopté un style à la simplicité admirable, dans le souci permanent de transmettre sans déformer et de faire participer le lecteur aux différentes scènes .Si NGOR et NDEW sont tous deux convaincus de l'utilité des séminaires et de leur efficacité au début de son application dans le cadre des soins de santé primaires , leurs avis divergent dès qu'ils abordent les travers que constituent l'absentéisme, le choix des hôtels de luxe ou des destinations exotiques ,et surtout l'institutionnalisation des per diems thème central de ce livre. Les propos de NDEW qui souligne avec force les effets pervers de la "per diemite" nous interpellent mais ne remettent pas en question l'utilité du séminaire .L'auteur qui n'a pas la prétention d' avoir cerné l 'ensemble des contours de cette pratique , suggère l'utilisation optimale des nouvelles technologies de l'information , la mobilisation de ressources nationales , et la mise en place d'un cadre réglementaire , seules à même d' éviter que les programmes de formation continue ne s'émoussent , et ne s'émiettent progressivement sans impact de fond.

Ainsi est-il utile de souligner l'intérêt de cet ouvrage qui montre que si nous voulons viser la santé pour tous, nous ne pouvons plus nous suffire d'une formation initiale suivie d'expériences. L'auteur invite à la réflexion sur la mise en place d'un système de qualification professionnelle permanente.

Docteur Mame Thierno Aby SY,
Médecin Colonel à la retraite
Ancien Directeur de la santé publique du Sénégal
Fonctionnaire de l'OMS à la retraite
Directeur du centre de formation en Santé Publique

DÉDICACES

À mes parents (in memoriam), aux membres de ma famille, à mes maîtres de la faculté de médecine de pharmacie et d'odontologie de l'université Cheikh Anta Diop de Dakar, au Sénégal, à ceux de l'école de santé publique et de médecine tropicale de l'université de Tulane à la Nouvelle Orléans, aux Etats Unis d'Amérique et à tous ceux qui, de loin ou de près, ont participé à ma formation, je dédie ce modeste travail en guise de reconnaissance éternelle et de témoignage de ma profonde gratitude.

Je le dédie également à tous les travailleurs du secteur de la santé en souhaitant vivement qu'il puisse contribuer, d'une manière ou d'une autre, à la réalisation de notre objectif social commun : «*la Santé pour Tous et Partout*».

REMERCIEMENTS

Je remercie très tous ceux qui m'ont apporté leur concours dans la revue et l'édition de ce livre. Ce sont principalement mon épouse Marième Diouf, qui m'a aidé à corriger la première version et particulièrement le Professeur Momar Cissé qui a fait la revue la plus approfondie et détaillée de ce travail qu'il a grandement amélioré ainsi que le médecin colonel Mame Thierno Aby Sy qui en plus, avec la générosité qui le caractérise, a accepté malgré ses multiples sollicitations d'en faire la préface. Qu'ils trouvèrent ici le témoignage de ma reconnaissance pour leurs grands cœurs et leur soutien hautement appréciés.

ABRÉVIATION

AOF :	Afrique de l'Ouest Française
ASC :	Agent de Santé Communautaire
ASNOM :	Association Amicale Santé Navale et d'Outre-Mer
CAO :	Conception assistée par Ordinateur
CV :	Curriculum Vitae
GAVI :	Global Alliance for Vaccines and Immunization
MOOC :	Massive Open Online Course
MTN :	Maladie Tropicale Négligée
NTIC :	Nouvelles Technologies de l'Information et de la Communication
OMS :	Organisation Mondiale de la Santé
ONG :	Organisation Non Gouvernementale
ORSTOM :	Office de la recherche scientifique et technique outre-mer
SAR :	Severe acute respiratory syndrome (a serious form of pneumonia)
SIDA :	Syndrome d'Immunodéficience Acquise
SRAS :	Syndrome respiratoire aigu sévère lié au coronavirus
VIH :	Virus d'Immunodéficience Humaine
WHO	World Health Organisation

I.

INTRODUCTION

La formation permanente adéquate des professionnels du secteur de la santé, particulièrement ceux de la santé publique, est un véritable défi. Elle est cependant fondamentale pour pérenniser leur efficacité. Les changements rapides, multiples et multiformes dans les divers domaines de connaissances et de pratique de la santé publique, requièrent une mise à jour au quotidien des connaissances et compétences acquises à la formation initiale des prestataires. Les domaines couverts par la santé publique sont multiples et variés, complexes et en perpétuelle mutation. Ne l'oublions pas, l'approche de santé publique est fondée sur une vision holistique de la santé. Winslow avait défini la santé publique au début du 19eme siècle (1920) comme étant «la science et l'art de prévenir les maladies, de prolonger la vie et de promouvoir la santé grâce aux efforts organisés et des choix éclairés de la société, des organisations publiques et privées, des communautés et des individus" (C.E.A. Winslow, 1920)[3]. La dimension publique du concept est certainement la cause profonde de cette complexité. Il s'agit de se préoccuper de la santé non plus d'un individu mais plutôt d'un groupe d'individus. Cette notion varie de la taille d'une famille à toute la population d'un pays, d'une région voire d'un continent et même du

[3] **Charles-Edward Amory Winslow; What is Public Health? in** http://www.stonecountyhealthdepartment.com/assets/text/What%20Is%20Public%20Health.pdf

monde. Elle peut aussi désigner l'Etat en tant que puissance publique. Cependant, c'est toujours à partir des besoins de chaque individu pris isolément que l'on appréhende ceux du groupe. La santé publique a ainsi une double préoccupation : une liée à la notion de « santé » et une autre portant sur le qualificatif « publique ». Pour l'Organisation Mondiale de la Santé, le concept de santé publique, au sens large du terme, est utilisé pour évoquer les problèmes concernant la santé et les maladies d'une population, l'état sanitaire d'une communauté, les services médico-sanitaires et socio-sanitaires, la planification et l'administration, et la gestion des services de santé en incluant les soins curatifs (OMS 1973)[4]. Le concept de santé lui-même n'est pas simple à cerner dans toutes ses dimensions. Dans son acception la plus large, la santé est définie par l'OMS comme «un état de complet bien-être physique, mental et social, et ne consiste pas seulement en une absence de maladie ou d'infirmité» (OMS, 1948)[5]. *Dans la charte d'Ottawa de 1986, la santé est définie comme* «la mesure dans laquelle un individu ou un groupe peut d'une part, réaliser ses aspirations et satisfaire ses besoins et d'autre part évoluer avec le milieu et s'y adapter. La santé est donc perçue comme une ressource de la vie quotidienne et non comme le but de la vie ; il s'agit d'un concept positif mettant en valeur les ressources sociales et individuelles ainsi que les capacités physiques (Charte

---

4 FACMED. UNIV. RENNES, Introduction à la santé publique, in https://facmed.univ-rennes1.fr/.../RENNES20090116095023ambeg...

5 OMS, Préambule à la Constitution de l'Organisation mondiale de la Santé, tel qu'adopté par la Conférence internationale sur la Santé, New York, 19-22 juin 1946 ; signé le 22 juillet 1946 par les représentants de 61 Etats. 1946 ; (Actes officiels de l'Organisation mondiale de la Santé, n°. 2, p. 100) et entré en vigueur le 7 avril 1948 in http://www.who.int/about/definition/fr/print.html

d'Ottawa, 1986)[6]». Toutes ces définitions rendent ainsi la spécialisation en santé publique complexe et difficile à assurer correctement. En effet, le mandat du spécialisé en santé publique, dans son aire de responsabilité, est alors d'assurer à tous, tout au moins au plus grand nombre, un bien-être leur permettant de mener convenablement toutes leurs activités. C'est l'idéal poursuivi par la santé publique. Ainsi, elle s'intéresse en premier, et pour cette raison, aux déterminants de la santé. Il se trouve cependant que la santé des individus d'une communauté est déterminée par d'innombrables facteurs. Ces derniers s'exercent avant et après sa naissance avec des niveaux de vulnérabilité variables selon les étapes où il se trouve dans son processus de développement. Certains facteurs de risques pour la santé sont endogènes et d'autres sont exogènes. Ceux exogènes apparaissent, de nos jours, comme les plus préoccupants à considérer dans nos pays en développement. On les appelle déterminants sociaux et environnementaux. Ils englobent selon l'OMS, les *circonstances dans lesquelles les individus naissent, grandissent, vivent, travaillent et vieillissent,* ainsi que *les systèmes mis en place pour faire face à la maladie (OMS, 2011)*[7]. Comme on peut alors le deviner, ils sont fortement influencés par le niveau socio-économique des populations. C'est une gageure que de vouloir les connaitre tous avec chacun son mode d'action. Même si on y parvenait, cela ne suffirait pas. En effet, le plus important dans une démarche de santé publique c'est de maitriser et les solutions idoines à leur appliquer et la manière d'en faire bénéficier, efficacement et au moindre coût, tous ceux qui en ont besoin. Un tel agenda est véritablement un dilemme. Il fait appel à

---

6 Charte d'OTTAWA adoptée en 1986 par l'OMS lors de la première conférence internationale pour la promotion de la santé, OMS, 1986, Genève

7 Résultats de la Conférence mondiale sur les déterminants sociaux de la santé, Rio de Janeiro, 10-21 Octobre 2011, OMS, Genève

de multiples disciplines impossibles à concentrer dans une seule spécialité. On sait de nos jours, grâce aux nombreuses études sur les déterminants de la santé, que l'amélioration de l'état de santé des populations est fortement corrélée aux mesures prises pour réduire les inégalités en santé. Celles-ci, qui ne sont pas nécessairement sanitaires, sont d'ordre politique, social et économique. Les politiques sociales et économiques déterminent en grande partie les chances qu'ont les individus et les communautés de jouir d'une bonne santé. Pour la Commission des Déterminants Sociaux de la Santé, réduire les inégalités en santé est un impératif éthique car l'injustice sociale tue à grande échelle (CDS/OMS, 2008)[8]. Toutes ces considérations renvoient à la vision holistique de la santé, signalée plus haut, qui se perd de nos jours avec l'hyperspécialisation et la tendance à la verticalisation des programmes d'interventions en santé. Les compétences requises pour porter une telle vision, fondement de toute médecine de masse qui se veut efficace, nécessitent certes une solide formation de base (ou initiale) bien orientée dans ce sens, mais elles requièrent également et surtout une formation continue (ou formation permanente) bien appropriée. Cette dernière devra intégrer les changements perpétuels et innombrables dans l'environnement qui affectent la santé des individus et des communautés.

Le renforcement continu des compétences des acteurs de la santé publique est alors central dans la recherche de solutions efficaces et durables aux problèmes de santé des populations qui se posent partout. Le manque de ressources humaines compétentes et motivées est apparu ces dernières années comme le déterminant le plus marquant du

---

[8] Combler le fossé en une génération, instaurer l'équité en santé en agissant sur les déterminants sociaux de la santé, Commission des Déterminants sociaux de la Santé, WHO/IER/CSDH/08.1,OMS Genève 2008

dysfonctionnement des services de santé. Ce phénomène est déploré avec véhémence dans presque tous les pays en développement, africains en particulier. Sans ressources humaines compétentes et motivées, il n'est possible nulle part de renforcer le système de santé. Le capital humain joue un rôle éminemment important pour la réalisation de toute entreprise humaine, particulièrement en médecine. Le renforcement des systèmes de santé figure parmi les priorités des gouvernements et de leurs partenaires techniques et financiers. Qu'il s'agisse de médecine clinique centrée sur l'individu ou de santé publique orientée vers un groupe d'individus, le défi est partout le même. Il faut pouvoir cerner toutes les dimensions multiples et multiformes d'une problématique complexe et continuellement changeante. Cela requiert, outre les connaissances techniques de base en soins de santé, des compétences dans divers autres domaines incluant le domaine social, environnemental, économique voire politique.

Le médecin est de facto un leader et il ne peut être véritablement efficace que dans une équipe, quel que soit le type de médecine qu'il pratique. La prise en charge globale de l'individu ou du groupe nécessite toujours une approche pluridisciplinaire et souvent multisectorielle du fait de la multitude des déterminants de la santé. Les connaissances et compétences nécessaires pour bien assurer les fonctions, rôles et responsabilités dévolus à chaque membre d'une équipe de santé, ne sauraient être acquises, une bonne fois pour toute, à la formation de base. La formation continue s'impose à tout professionnel de la santé. Il faut absolument assurer une formation permanente à chaque membre d'une équipe de santé. Celle-ci revêt un caractère fondamental, notamment en santé publique compte tenu de la complexité du secteur évoqué ci-dessus. Il faut également tenir compte de l'évolution de la nature des besoins à satisfaire ou des problèmes à résoudre, comme du reste de celle des moyens à utiliser. Ces formations s'imposent ou pour mettre à jour les connaissances déjà acquises ou pour s'adapter à toute solution nouvelle créée par l'apparition d'une nouvelle maladie ou d'un nouveau phénomène. C'est le cas de l'émergence des maladies comme le VHI/SIDA, le syndrome respiratoire aigu sévère (SRAS), les fièvres hémorragiques, la maladie à virus Ebola, le Zika et la réémergence du paludisme, des Maladies Tropicales Négligées et celle des maladies non transmissibles à soins coûteux. Elles assaillent nos pays avec une croissance insoupçonnée. Il en est de même pour les nouvelles approches ou les expériences réussies et classées meilleures pratiques ou pratiques basées sur des évidences de leur efficacité. La formation continue en santé publique peut aussi ne concerner qu'une amélioration des connaissances et des compétences des professionnels du secteur dans des disciplines en rapport avec leur formation de base. Celle-ci couvre des champs disciplinaires essentiels à cette profession comme l'épidémiologie, les bio statistiques, les nouvelles technologies de l'information et de la communication, la planification, la gestion, le leadership, la recherche, les sciences de l'environnement, l'économie de la santé, les sciences sociales, voire des domaines spécifiques comme les droits à la santé et la santé internationale. Plusieurs moyens sont utilisés pour assurer ces formations continues des professionnels de la santé publique. Parmi ceux-ci, le séminaire et l'atelier semblent, de nos jours, constituer le mécanisme le plus utilisé dans la formation continue du personnel de santé publique. Les deux concepts « séminaire » et « atelier » sont utilisés ici, à dessein, de manière interchangeable pour désigner la même et unique chose. Nous savons cependant qu'à la rigueur de l'acception de chacun des termes, il y a quelques différences dans leur définition étymologique. Ce livre se propose alors de traiter de la formation continue par le biais de séminaire ou d'atelier comme moyen le plus utilisé de nos jours pour améliorer les connaissances et les compétences des acteurs du secteur de la santé publique. Ce moyen, cependant, fait l'objet de controverse avec l'évolution impressionnante qu'a connu son application dans les pays en développement. Nous n'avons nullement la prétention de couvrir entièrement dans ce livre tous les aspects, oh ! combien nombreux, de ce vaste sujet d'actualité. Nous en traiterons les domaines qui, de notre point de vue, sont les plus préoccupants, en privilégiant ceux qui méritent des réflexions approfondies et des solutions adéquates pour accroître, à long terme, la qualité des formations continues, conditions de l'efficacité et de l'efficience de nos systèmes de santé.

II.

La Formation Continue

La formation d'un professionnel de la santé, comme du reste celle tout autre professionnel, ne peut jamais être considérée comme achevée de manière définitive après la formation initiale. Celle-ci ne permet jamais, dans aucun métier, l'acquisition, en une seule fois pour toute, les connaissances et les compétences professionnelles requises tout le long d'une carrière, quels que soient le moment et le lieu d'exercice. Ainsi, la mise à jour régulière tout le long de la vie s'impose à tout professionnel nonobstant son corps de métier, son lieu de travail ou les moyens mis à sa disposition. C'est uniquement par la formation continue qu'un professionnel peut rester performant et compétitif dans son domaine. La formation continue encore appelée formation continuée ou formation permanente est alors un processus d'apprentissage qui permet à un individu d'acquérir ou de maintenir le savoir, le savoir-faire et le savoir-être nécessaires à l'exercice d'un métier ou d'une activité professionnelle donnée. Elle consiste à enseigner à un travailleur déjà en activité, les connaissances et les compétences nécessaires à l'accroissement de son efficacité et son efficience. Elle englobe toute forme d'apprentissage et pas seulement les cours de recyclage. Elle s'étend de la fin de la formation initiale à la retraite et aide le personnel soignant à garder les compétences nécessaires pour dispenser les soins de santé ou à en acquérir de nouvelles (OMS, 1990). Déjà en 1974, l'OMS invitait ses Etats membres, par la résolution adoptée à la Vingt-Septième Assemblée mondiale de la Santé, à envisager d'urgence ces deux mesures essentielles à la promotion de la formation continue: (1) «la création de systèmes nationaux de formation permanente pour les membres des professions sanitaires, qui se fondent sur les besoins et les demandes, nationaux et locaux, dans le domaine de la santé et qui soient intégrés avec les systèmes d'action sanitaire et d'éducation en utilisant les ressources des universités et des écoles des sciences de la santé; (2) l'introduction de l'analyse de système dans la planification éducationnelle pour la formation permanente, et l'évaluation périodique de la qualité du travail des personnels de santé exerçant l'action sanitaire préventive et curative» (F.R. Abbatt, OMS, 1990)[9].

De l'avis de l'OMS, la formation continue revêt une importance toute particulière en période de changements accélérés, comme ceux que connaissent aujourd'hui les pays en développement membres de l'OMS qui s'efforcent depuis les années 1978 à réorienter leurs systèmes de santé vers les soins de santé primaires (OMS, 1990)[(7)]. Cette stratégie demeure, malgré des changements dans l'appellation que d'aucuns cherchent à y apporter, la condition essentielle pour parvenir à la santé pour tous mieux connu, de nos jours, sous le vocable de « couverture sanitaire universelle ». Un système de formation continue, comme tout système, se compose d'un ensemble d'éléments interdépendants qui interagissent pour produire un résultat unique qu'aucun des éléments pris isolément ne saurait produire. Il se compose ici d'institutions, d'équipements, de personnel et diverses autres ressources qui interagissent pour offrir à tous les agents de santé une occasion de parfaire leur formation tout au long de leur carrière.

---

[9] F.R. Abbatt et A. Mejia, la formation continue des personnels de santé, manuel pour ateliers, Organisation Mondiale de la Santé, 1990, Genève Suisse

En santé publique, le système de formation continue doit toujours veiller à garantir l'adoption et l'application des cinq principes fondamentaux de cette stratégie que sont l'équité, la prévention, l'approche multisectorielle, l'emploi de technologies adaptées et la participation communautaire. Elle doit, dans cet esprit, faciliter l'engagement communautaire et garantir la coordination et le déploiement de ressources provenant de divers secteurs et programmes. Le but final, à l'évidence, est d'améliorer en permanence les connaissances et les compétences de toutes les catégories d'agents de santé. La formation continue doit avant tout satisfaire les exigences du système de santé qui, à son tour, doit s'accorder aux besoins de la population. Cette formation doit également répondre au désir des agents de santé d'entretenir et de parfaire leurs qualifications professionnelles. La gestion des services de santé gagne beaucoup en efficacité lorsqu'une formation continue est assurée à toutes les catégories de personnels de santé et qu'un encadrement des agents est intégré à la démarche éducative. Une bonne formation continue permet d'établir un lien entre la formation de base et la pratique. Assortie de mesures d'encadrement appropriées, elle élève le niveau des soins et renforce l'efficacité du travail. Malgré son importance, la formation continue ne possède pas de vie propre et ne constitue pas une fin en soi. Elle exige un effort soutenu pour que le travail de l'homme s'adapte plus étroitement à la réalisation des objectifs des programmes de santé. Cette approche globale de l'apprentissage se fonde sur une série de principes directeurs visant à mettre en place un système de formation continue pour les agents de santé. Ces principes ont été formulés pour la première fois en 1982, à titre provisoire, avant de faire l'objet d'essais destinés à démontrer leur utilité pratique dans le cadre des ressources et des besoins nationaux. Cette démarche représente une étape supplémentaire dans les efforts déployés par l'OMS pour collaborer avec les pays Membres à la mise en place de systèmes destinés à coordonner les activités des services de santé et des établissements de recherche et d'enseignement ainsi que des associations professionnelles et de divers autres organismes concernés. A son tour, cette coordination facilite la collaboration inter-institutions en vue de la création d'un système de formation continue qui soit englobé dans les stratégies nationales de développement sanitaire. Une formation continue accessible à toutes les catégories de personnels de santé exige une approche complète, intersectorielle et multidisciplinaire (T. Füp, OMS, 1990)[10]. La formation continue peut être mise en place, au début, par les agents de santé eux-mêmes, par le personnel d'encadrement, par les gestionnaires des systèmes de santé ou par des organismes tels que les associations professionnelles, les éditeurs de manuels et les firmes pharmaceutiques.

Le renforcement permanent des capacités des acteurs en activité est une nécessité absolue dans tous les secteurs de développement. Il est une exigence dans le secteur de la santé pour des raisons évidentes. L'erreur, fût-elle minime, peut être fatale dans ce secteur. Elle n'y est pas du tout tolérable quand surtout elle provient d'une méconnaissance évitable. En plus, les transformations et les innovations émergent dans ce secteur avec une rapidité impressionnante. Elles y surviennent au quotidien. L'agent de santé, quel que soit le niveau où il intervient dans le système, doit en permanence améliorer ses connaissances et ses compétences pour maintenir voire accroire son niveau d'efficacité. C'est un secteur dynamique en perpétuelle évolution et qui concerne tout le monde. Toute activité humaine quelle qu'en soit la nature influe d'une manière ou d'une autre sur la santé. L'état

[10] F.R. Abbatt et A. Mejia, la formation continue des personnels -de santé manuel pour ateliers, Organisation Mondiale de la Santé, 1990, Genève Suisse

de santé des individus et des communautés suit les transformations et changements multiples qui interviennent au sein de ces communautés. C'est ce qui explique de nos jours le lien de la santé avec les progrès fulgurants et continus des sciences et des techniques. Ce phénomène entre dans le cadre plus global de de la mondialisation des phénomènes de la vie. Il pose le problème complexe de former et de maintenir les compétences requises à tout moment pour bien cerner les causes, les facteurs favorisants, les manifestations et l'évolution des problèmes de santé. Mais cela concerne également et surtout les mesures appropriées à leur appliquer ainsi que les voies et moyens les plus efficaces et les plus efficients d'assurer cette application dans le contexte des pays à ressources limitées.

Cette formation peut se faire à l'aide de textes écrits (journaux, manuels, publicité), de réunions, de cours, de visites guidées ou d'autres méthodes encore. Elle s'appuie sur diverses méthodes et techniques d'acquisition de connaissances incluant les séminaires/ateliers, le tutorat, la supervision formative, le coaching, le symposium, le forum, les congrès et conférences, ainsi que diverses autres méthodes d'autoformation notamment les formations en ligne. La formation professionnelle continue, selon le type, la durée et l'institution qui la dispense, peut être diplômante ou simplement qualifiante. Elle est dispensée dans nos pays en développement par une variété d'acteurs, notamment les ONG, les associations de la société civile, les ministères, les responsables des programmes et projets de santé et les institutions de formation. Elle est au cœur de la gestion des ressources humaines. Il incombe, à cet effet, que toutes les structures qui emploient du personnel, tout autant que les travailleurs eux-mêmes, se l'approprient et l'optimisent dans un double intérêt, individuel et collectif. Nous allons dans le cadre de ce travail, nous limiter uniquement aux séminaires/ateliers, qui comme nous l'avons déjà signalé plus haut, constituent, dans les pays en développement, le mode de formation continue le plus utilisé de nos jours dans le secteur de la santé publique.

III.

LE SÉMINAIRE COMME MOYEN DE FORMATION CONTINUE.

Le séminaire ou l'atelier, comme moyen de formation continue de courte durée des agents du secteur de la santé, joue un rôle essentiel dans la maintenance et la mise à jour de leurs connaissances et compétences dans tous les pays. Son introduction dans sa forme actuelle pour assurer la formation continue, est tout à fait nouvelle. Elle n'est qu'un moyen et ne saurait dans ce contexte être une fin en soi. Le mot est employé dans divers contextes.

1. Le séminaire dans la formation continue du personnel de santé

La formation continue englobe tout l'éventail des expériences d'apprentissage qui permettent aux agents de santé d'améliorer leur comportement professionnel dans la prestation des soins de santé. L'application de diverses méthodes pédagogiques permet non seulement de rendre l'apprentissage plus intéressant mais de mieux répondre aux besoins de différents agents de santé et à leurs différentes façons d'apprendre (F.R. Abbatt et A. Mejia,1990) [11]. Les séminaires ou ateliers de formation sont apparus ainsi

[11] F.R. Abbatt et A. Mejia, la formation continue des personnels de santé, manuel pour ateliers, Organisation Mondiale de la Santé, 1990, Genève Suisse

comme un des moyens modernes pouvant permettre l'expansion rapide de nouvelles idées, de nouveaux savoirs et de savoir-faire. Ils sont devenus de nos jours incontournables face à tout phénomène nouveau que la formation de base n'avait pas pris en compte ou pas entièrement ou qui requiert l'application de nouvelles dispositions ou de nouvelles pratiques à grande échelle. Ils permettent de mettre à niveau les professionnels devant de nouvelles technologies ou de nouveaux phénomènes émergents ou ré-émergeants. C'est le cas pour les innovations technologiques, les nouveaux appareils médicaux, les nouveaux médicaments et vaccins, les nouveaux projets et programmes, les nouvelles approches ou même plus globalement les nouvelles méthodes de prévention, de diagnostic ou de traitement ; en somme, les nouveautés de tout genre qui concernent la santé des populations ou la pratique des soins de toute nature; promotionnels, préventifs, curatifs, ou de réhabilitation. On pourrait citer pour illustrer ces nouveautés, les cas de maladies émergentes comme le VIH/SIDA, la SAR et plus récemment le virus de la fièvre du Nil occidental, le virus H5N1 et le virus Ebola en Afrique de l'Ouest. Il semblerait qu'un nouveau virus apparait chaque année. Ce sont des phénomènes qui dans bien des cas n'étaient pas intégrés dans la formation initiale de la plupart des prestataires. Ils étaient, de ce fait, très peu ou pas du tout connus de ces prestataires jusqu'à leur explosion sous la forme d'épidémie terrifiante. Le développement rapide, efficace, à large échelle des connaissances et compétences requises pour faire face à de tels phénomènes, passe nécessairement par l'organisation de séminaires ou ateliers de formation. On peut l'appeler différemment, mais la réalité que le concept «séminaire» englobe est toujours la même. Il s'agit de conduire des formations non-«diplômantes», résidentielles habituellement, de courte durée, pour un nombre limité de professionnels, en vue de développer ou de renforcer leurs capacités dans un domaine précis. Ils sont bien souvent organisés dans le cadre des projets et programmes de santé publique en cascade depuis le niveau central, puis le niveau intermédiaire, ensuite le niveau local ou district et puis le niveau communautaire.

Les séminaires, parce qu'ils assurent des formations innovantes de courte durée aux agents de santé, contribuent énormément aux changements de leur comportement vis-à-vis des populations dans les pays en développement et particulièrement dans les pays africains. Ils aident à combler les lacunes et les insuffisances des enseignements de santé dispensés au niveau des institutions de formation initiale. Ceux-ci mettent davantage l'accent sur le développement des compétences médicales et très peu sur les autres dimensions de la santé qui visent l'amélioration de l'accès et de la couverture sanitaire de tous, notamment des plus démunis. Les formations dispensées dans les séminaires sont conçues dans le cadre de la mise en œuvre des projets et programmes de santé publique pour la plupart. Ces formations, depuis les années 1970s, reposent sur la philosophie et les principes des soins de santé primaires. Elles insistent davantage sur la nécessité d'appliquer et de faire appliquer partout les approches et méthodes propres à cette stratégie. Celle-ci cherche à toucher le plus grand nombre d'individus et particulièrement dans les couches les plus démunies et les plus difficiles à atteindre. Ces approches visent ainsi, dans la grande majorité des cas, la promotion de la bonne gouvernance en santé publique en insistant sur les principes cités plus haut d'équité, de justice sociale, de prévention primaire, de participation responsable des populations et d'utilisation de technologies appropriées, notamment, de nos jours, les nouvelles technologies d'information et de communication (NTICs). Les progrès enregistrés dans le domaine de la santé ces dernières années sont essentiellement dûs à ces innombrables projets de santé exécutés dans les pays en développement. Ils n'ont cependant pas permis d'atteindre les résultats escomptés. Mais, c'est indéniable, ils ont tous grandement contribué au renforcement des capacités techniques des acteurs du secteur de la santé. Ce renforcement des compétences s'est fait par l'organisation d'innombrables séminaires. La mortalité a globalement baissé de manière significative partout dans ces pays, même si d'aucuns diront que cela pourrait aller plus vite et à un niveau plus élevé. On y vit mieux et plus longtemps partout grâce aux moyens de prévention, de diagnostic et de traitement mieux maitrisés par les acteurs dont le nombre quoique encore insuffisant, augmente d'année en année. Les séminaires ont favorisé l'acquisition de nouvelles idées, une nouvelle vision du rôle et des responsabilités des agents de santé, des connaissances essentielles, des attitudes et pratiques nouvelles. Les professionnels de la santé ont même accepté aujourd'hui de transférer à des membres des communautés, par divers mécanismes dont parfois des séminaires/ateliers, une partie de leurs connaissances et compétences. Les déterminants sociaux de la santé sont de plus en plus pris en compte dans les stratégies d'intervention. Ce processus de transfert de compétences en matière de santé aux populations, en application des principes des soins de santé primaires, est le moyen pouvant permettre leur auto-prise en charge de manière indépendante, notamment dans des domaines essentiels en rapport avec la prévention des maladies et la promotion de la santé. Aujourd'hui, dans tous les pays, s'organisent de mieux en mieux l'information, la sensibilisation et l'éducation des populations pour obtenir un changement social et de comportements par rapport aux nuisances à leur santé. Ces interventions sont mises en œuvre au niveau communautaire par des agents dits de santé communautaires de divers profils, supportés et encadrés par les techniciens du secteur de la santé. Conséquemment, les comportements, attitudes et pratiques favorables au maintien de la santé sont en diffusion à travers d'innombrables canaux de communication disponibles pour toucher partout le plus grand nombre d'individus et de communautés. Depuis quelques années, la participation des individus et des communautés à la résolution de leurs propres problèmes de santé, a atteint un niveau insoupçonné. Le niveau d'information des populations en matière de santé s'est nettement amélioré avec l'intervention de ces ASC (relais communautaires, Bàjjanu Gox, acteurs communautaires, distributeurs à base communautaire). Leur place et rôle sont devenus des réalités dans presque tous les pays africains au sud du Sahara malgré les controverses qui toujours entourent leur utilisation, même là où le personnel de santé qualifié n'est pas disponible pour faire ce qu'ils font. Leurs détracteurs considèrent que leur utilisation retarde la formation et l'emploi de personnel qualifié pour faire un travail de meilleure qualité. Ils exhibent pour soutenir leur argumentaire le nombre de diplômés chômeurs formés surtout dans les écoles privées agréées par les Etats.

Grâce aux nombreux séminaires sur la santé, l'efficacité du personnel soignant à la base, ne cesse de s'améliorer dans bien des domaines. C'est le cas des vaccinations, des soins pré et post-natals, de l'assistance à l'accouchement, de la planification familiale, de l'hygiène et l'assainissement, des soins du nouveau-né et de l'enfant, des soins après avortement et autres domaines de la santé de la reproduction. Ces séminaires et ateliers ont aussi beaucoup contribué à la mise à niveau des prestataires dans beaucoup de domaines importants de la prise en charge des pathologies courantes. Même si les agents avaient reçu une très bonne formation initiale dans ces domaines, les idées et les pratiques ont, dans bien des cas, beaucoup évolué depuis qu'ils ont fini cette formation initiale. Ces domaines concernent principalement ceux en rapport avec les programmes prioritaires nationaux qui visent soit la mise à jour des compétences des prestataires, soit l'acquisition de nouvelles pratiques classées meilleures pratiques validées au plan national ou international. Cela peut concerner le diagnostic et la prise en charge des maladies courantes dont le paludisme, la tuberculose, le VIH/SIDA, les infections respiratoires aiguës, les maladies diarrhéiques, ou celles plus rares comme les maladies tropicales négligées (MTN).

Ces formations continues par les séminaires connaissent des insuffisances et des limites fortement décriées. On leur reproche le fait qu'elles ne sont organisées maintenant que dans le cadre des projets et programmes verticaux financés de l'extérieur. Elles sont ainsi intégrées, comme composante essentielle, dans l'aide au développement. Des domaines cruciaux de la formation continue, pour lesquels il n'y a pas de projets pour les financer, sont ainsi occultés. C'est le cas en particulier des maladies chroniques dont l'émergence est très préoccupante partout, mais pour lesquelles le personnel de terrain ne reçoit pas la mise à jour périodique requise pour mieux les préparer à assurer leur prévention et leur prise en charge efficaces.

Les séminaires et ateliers, bien organisés selon les règles en la matière, offrent une réelle opportunité pour améliorer les compétences du personnel de santé. Ils utilisent normalement des moyens et des méthodes de formation bien appropriés. Ils offrent des espaces de formation dont le format, la préparation, l'organisation et le mode d'exécution sont bien adaptés à la formation continue des prestataires en activité. Ils permettent d'exécuter, en quelques jours, un programme de formation dont l'enseignement au niveau des institutions de formation classique, pourrait prendre des semaines voire des mois. Un séminaire bien préparé satisfait à toutes les normes et exigences pédagogiques de l'enseignement des adultes ou andragogie. Il repose tout d'abord sur un programme bien élaboré à partir de besoins de formation, clairement identifiés, dans le domaine ciblé. Il fait appel à des formateurs, encore appelés facilitateurs ou animateurs compétents, responsables, engagés et bien souvent très enthousiastes. Ils sont dans bien des cas, formés en premier comme formateurs sur des paramètres en rapport avec la taxonomie. Ils s'appuient sur des moyens et matériels pédagogiques modernes bien élaborés, testés et validés ainsi qu'une programmation rigoureuse et bien agencée du déroulement des activités d'apprentissage. Ces séminaires se déroulent dans un environnement approprié, accueillant et convivial pour le type de formation en question. Leur évaluation est bien souvent faite sur la base de méthodes et techniques appropriées, et est même complétée dans certains cas par un plan d'application des connaissances et compétences acquises, y compris la méthode de suivi sur le terrain de cette application et d'évaluation des résultats.

Le séminaire apparaît ainsi comme un des puissants moyens de renforcement des compétences du personnel de santé. Son application répond à des principes fondamentaux qui doivent nécessairement être respectés pour lui garantir toute l'efficacité souhaitée. Ces principes incluent en premier l'existence de besoins de formation identifiés avec le maximum de précision possible. Le séminaire doit également être bien programmé en tenant compte des contraintes des participants ciblés, notamment celles en rapport avec leurs activités quotidiennes. Le nombre de séminaires auxquels un agent doit participer devrait également être limité au strict minimum nécessaire. Il faut lui préférer d'autres alternatives moins coûteuses et qui n'exigent point l'absence du prestataire de son lieu de travail si les besoins de formation continue l'exigent. Parmi celles-ci il y a la supervision formative, l'utilisation des réunions de coordination comme espace de formation pour améliorer les compétences des agents, la formation à distance là où elle est faisable et l'auto formation avec l'arrivée des modules de cyber-apprentissage autonome, la recherche-action et la recherche opérationnelle. Il se trouve que dans bien des cas, ces choix d'alternatives ne sont plus respectés. Les séminaires deviennent ainsi contre productifs, voire nuisibles à la performance des agents qu'ils étaient censés accroître.

Les séminaires ont, de nos jours, pour cette raison et pour d'autres encore, beaucoup de détracteurs. D'aucuns considèrent qu'il y a une véritable dérive des séminaires qui ne sont plus ce qu'ils devraient être. On les accuse d'être trop nombreux, trop fréquents, trop coûteux, mal organisés et ciblant toujours les mêmes participants. En conséquence, selon ces détracteurs, ils ne sont plus efficaces et ne répondent plus à des besoins de formation bien identifiés. Ils accusent certains des participants d'être simplement attirés par le cadre luxueux des hôtels 4 étoiles, les mets succulents qu'on y sert, les voyages et surtout les per diems. Selon eux, il y a une véritable dérive des séminaires pour la formation continue du personnel. Il n'y a pas aujourd'hui un sujet qui divise autant les professionnels de la santé que celui-ci. Les populations, tout autant que les responsables de projets, s'en plaignent eux-aussi. Les premiers à cause de l'absentéisme intempestif du personnel soignant et les autres à cause de son coût qui ne cesse de grimper. Cependant, la pratique semble être bien protégée. On s'en plaint mais personne n'ose s'y attaquer. C'est comme si la pratique était protégée par des lobbys, comme du reste, c'est le cas pour beaucoup d'autres pratiques que l'on ne dénonce que sous la table. Il semble y avoir une peur bleue d'y toucher ou même de clamer publiquement ses travers. Une sorte de «ne touche pas à nos séminaires» menaçant semble l'entourer. Comme un mal nécessaire, ces séminaires sont alors bien tolérés malgré les griefs qu'on leur porte.

2. Evolution du concept de séminaire dans la formation continue du personnel de santé

Le mot séminaire est utilisé dans plusieurs domaines et peut ainsi avoir plusieurs significations selon le contexte. Il est utilisé dans les religions, l'enseignement, le cinéma, la psychologie et autres. Il a deux significations dans l'Eglise Catholique: le grand séminaire qui est le lieu de formation des prêtres et le petit séminaire, qui, lui, désigne une école de niveau secondaire (collège, lycée) qui forme aussi bien de futurs séminaristes du grand séminaire que des élèves qui resteront laïcs. Dans l'Entreprise où l'on parle de séminaires d'entreprise ou séminaires professionnels, organisés bien souvent dans des lieux touristiques, à l'étranger ou dans des stations de sport, ceux-ci sont institués pour donner du prestige à toutes sortes de réunions commerciales ou professionnelles*(«team bulding»,* séminaires de lancement d'un programme ou d'un nouveau produit ou distribution de récompenses), pendant une demi-journée à une semaine. Dans le domaine de l'enseignement, comme nous le verrons en détails plus loin, le séminaire signifie une réunion de travail intellectuel en petit groupe, généralement dans un but d'enseignement (Wikipédia, février 2017)[12]. L'emploi du mot séminaire dans ce travail concerne uniquement la formation. Nous le définissons ici à partir de l'usage pratique qui en est fait actuellement dans le domaine de la santé. Il désigne, tout simplement, une réunion de formation, généralement en petit groupe, de courte durée – de quelques jours à environ un mois- organisée en format résidentiel, dans un hôtel ou autres lieux touristiques ou structures de formation, pour développer ou renforcer les capacités de travailleurs du secteur de la santé, en vue d'accroître leur efficacité dans un domaine précis. Le séminaire est bien

---

[12] Séminaire sur Wikipédia, page mise à jours le 25 Février 2017, in https://fr.wikipedia.org/wiki/S%C3%A9minaire

souvent organisé dans le cadre de projets ou programmes spécifiques de santé. C'est peut-être pourquoi la genèse de sa forme actuelle dans les pays en voie de développement, africains notamment, semble être liée à celle de l'adoption dans les années 1970-80s, de l'approche de gestion par programmes et par projets dans les systèmes de santé. Et pourtant, sa finalité est claire. En effet, le séminaire s'inscrit en droite ligne dans l'amélioration des connaissances et des compétences des professionnels en activité ou, dans tous les cas, ayant fini leur formation initiale. C'est donc certes une approche de formation, mais essentiellement de formation continue qui doit accompagner toute prestation de services et, dans notre cas, de prestation de soins. La formation continue est ainsi, en santé, une composante du processus de prestation de services de soins qui est un pendant de la gestion des ressources humaines. Quelle qu'en soit la forme, elle doit être systématisée.

Dans le système anglo-saxon où les certifications de pratiquer sont délivrées à certaines catégories de prestataires pour une période donnée, la formation continue est exigée après cette période pour leur renouvellement. La formation continue dans ce système est une obligation dans beaucoup de métiers de prestation de soins. De nombreux États des États-Unis exigent un certain nombre d'heures de contact pour le renouvellement de la licence. Certains ont des exigences spécifiques en matière de formation continue, liées à des sujets cliniques particuliers. Plusieurs institutions de formation, en ligne ou en présentiel, offrent des formations, autorisées et fondées sur des preuves, pour aider les personnels de santé dans leur pratique quotidienne et aussi pour répondre aux exigences du renouvellement de leur licence. Cette forme de formation continue est de la responsabilité entière des prestataires qui, dans la grande majorité des cas, doivent payer pour y accéder. Les infirmières praticiennes par exemple doivent suivre 50 heures de cours de formation continue chaque année, avec au moins 20 de ces heures pour lesquelles le Centre de certification "Certification Center - American Nurses Credentialing Center(ANCC)" ou le Conseil d'accréditation dénommé "Accreditation Council for Continuing Medical Education» ou d'autres organismes nationaux d'accréditation, ont été approuvés pour évaluer et accréditer ces formations continues. Les infirmières praticiennes peuvent choisir d'obtenir des crédits officiels de formation continue de ces organismes susmentionnés. Dans un tel contexte, la formation continue est intégrée dans le profil de carrière du prestataire. Elle est régie par des dispositions règlementaires et inscrite comme une obligation. Il n'en est pas encore de même dans beaucoup d'autres systèmes, notamment le système francophone. Néanmoins, son importance et la nécessité de l'assurer dans de bonnes conditions à tout prestataire, sont reconnues partout.

3. La formation continue du personnel de santé dans la période coloniale

L'adéquation de la formation, ou plus spécifiquement de la compétence, à l'emploi a toujours été une préoccupation majeure de toute formation qui se veut efficace. C'est cette préoccupation qui donne une place centrale à la formation continue. Celle-ci cherche à combler les lacunes et les insuffisances de la formation initiale mais aussi à adapter constamment les compétences aux besoins changeants en prestation de soins. L'offre de services de santé dans presque tous les pays africains, anciennes colonies françaises, a hérité du modèle de formation initiale et de formation continue que le colonisateur avait mis en place durant la colonisation. La formation des prestataires de soins était conçue au XIXème siècle pour satisfaire les besoins en main d'œuvre des occupants. Selon Charles Becker, «le Plan Albert Sarraut - ministre des Colonies en 1921 - de mise en valeur des colonies, devait placer au premier rang des préoccupations de l'administration, une politique de santé susceptible d'assurer la reproduction d'une force de travail de plus en plus demandée. Le mot d'ordre était alors désormais de *«faire du noir»*. Une médecine et une prophylaxie de masse étaient de plus en plus à l'ordre du jour, contexte dans lequel des pastoriens médecins militaires devaient particulièrement s'illustrer» (Charles B. et al., 1998)[13]. Ce qui signifie, que les compétences requises dans un tel contexte devraient être en conformité avec les problèmes de santé à résoudre. Les formations nécessaires étaient conséquemment centrées sur le développement des compétences en médecine préventive orientée vers la prophylaxie de masse pour répondre aux besoins de santé clairement identifiés et satisfaire les exigences de l'administration coloniale. Ceci pour dire que le développement des compétences en santé, passe toujours par une identification claire des besoins de santé à satisfaire, mais il est également et surtout déterminé par le choix politique des décideurs. Sous la pression de la nécessité liée à l'ampleur des tâches qui les attendaient et le nombre limité de personnel qualifié disponible, les médecins et les pharmaciens de cette époque recrutaient et formaient des aides-soignants parmi les autochtones. La plupart des aides recrutés étaient analphabètes et leur formation initiale tout comme leur formation continue étaient ainsi essentiellement pratiques, axées sur la réalisation d'un geste unique ou d'une seule activité. Ce pouvait être un "panseur" - désinfection d'une plaie et pansement - mais aussi un microscopiste dans une équipe mobile. Il y eut ainsi de remarquables chasseurs de trypanosomes dans les liquides biologiques rapporte le

---

13 Charles Becker, René Collignon, **Épidémies et médecine coloniale en Afrique de l'Ouest,** Cahiers Santé 1998; 8: 411-6

site d'ASNOM (ASNOM, *2017)*[14]. Comme quoi la délégation de tâche, hautement magnifiée de nos jours comme une innovation, date bel et bien de très loin. Même les médecins, appelés d'abord médecins auxiliaires, puis médecins africains, étaient formés dans les mêmes conditions. C'est par l'observation et la pratique essentiellement, supportées par ce que l'on peut appeler aujourd'hui le coaching, le tutorat à travers une forme de supervision formative, que leurs connaissances et compétences étaient développées et constamment améliorées dans les divers domaines en rapport avec les tâches qui leur étaient confiées. Le médecin africain secondait ainsi le médecin français dans toutes ses tâches et l'accompagnait dans ses tournées. Toutes les occasions étaient ainsi opportunément utilisées pour parfaire sa formation et accroître ses connaissances et compétences; que ce soit en salle d'opération ou dans une subdivision sanitaire autour d'un centre de santé rural. Leur entremise était précieuse pour communiquer avec les populations, les chefs de village ou de canton. Mieux que les médecins Européens, les médecins africains pouvaient comprendre les langues locales et, au-delà, tous les comportements et attitudes des autochtones face à la médecine moderne. Ces derniers ne connaissaient que la médecine traditionnelle qui faisait partie de la culture et des traditions de groupe social ou communauté. Ce qui était valable pour la formation des médecins africains l'était également pour les pharmaciens africains et les sages-femmes. Les médecins européens étaient tous assaillis par d'innombrables tâches pendant cette période (fin du XIXème siècle) et ne pouvaient point se payer le luxe d'envisager d'organiser des formations en dehors de leur lieu d'intervention. Les fléaux "historiques" dont

[14] Le rôle des personnels auxiliaires autochtones, ASNOM.ORG 2000-2017, Réalisation : Alias Production, https://www.asnom.org/oh/fr/0410_role.php?PHPSESSID=efd3f5381f2f0b602d5c90f4784be2ea

l'Europe s'était presque totalement débarrassée, comme la variole, la rage, le choléra, la lèpre, la peste, la fièvre jaune, les tréponématoses, les dysenteries de toutes sortes et par-dessus tout, le paludisme prévalaient encore dans ces régions à des taux catastrophiques (ASNOM, *2017)*. La formation continue était de la sorte parfaitement intégrée dans l'offre de service.

Il y avait beaucoup à faire, mais surtout il y avait beaucoup de risques à prendre par les personnels soignants européens qui ignoraient jusqu'à leur arrivée ce contexte. Ils devaient pour s'en sortir former des auxiliaires locaux pour les assister. L'approche de formation utilisée était globale, identique dans tous les secteurs. C'est de la même manière que les colonisateurs formaient les autochtones alphabétisés en français et même les analphabètes, dans tous les corps de métier comme la maçonnerie, la menuiserie, la mécanique et autres. Certains parmi les autochtones formés de cette manière, étaient devenus de véritables chefs d'entreprise dans leur domaine avec des niveaux impressionnants de savoir-faire sans aucune connaissance théorique a priori. Dans le domaine de la santé également, certains des auxiliaires médicaux formés avaient des compétences : un sens de l'observation, une dextérité extraordinaire dans les gestes ou un sens inouï dans la perception. Ils avaient des compétences avérées pour le seul geste et le seul acte qui leur était enseigné en voyant faire le maître. Vu la dimension et l'importance toute particulière du savoir-faire et du savoir être dans la pratique des soins, son enseignement par la pratique répétitive était beaucoup plus important que par la théorie. Cette formation s'était en définitive avérée très efficace. L'analphabétisme des auxiliaires locaux ralentissait certes leur processus d'apprentissage mais n'en constituait nullement un frein. C'est pourquoi, plusieurs années après la colonisation, l'opposition des nouveaux professionnels de la santé africains formés à la médecine moderne, à former, encadrer et utiliser les agents de santé communautaire (ASC) pour étendre la couverture sanitaire des populations, était difficilement compréhensible. Elle relèverait plutôt d'une méconnaissance de ce pan de l'histoire de la médecine moderne dans ces anciennes colonies. Comme ces africains nouveaux diplômés de la médecine moderne trouvent maintenant des jeunes scolarisés volontaires dans les gros villages situés loin des formations sanitaires et qu'eux-mêmes sont en nombre très réduits pour faire face à tous les besoins en soins, ils devraient à l'image des colonisateurs, leur donner une formation pratique bien ciblée pour améliorer la couverture sanitaire de ces populations. Leur refus d'investir dans ce domaine, a posé beaucoup de problèmes et fait toujours l'objet de discutions dans ces pays. Les possibilités qu'offre une telle approche n'ont été révélées et promues que plusieurs années après par la stratégie des soins de santé primaires. Il y a toujours une certaine frilosité des nouveaux professionnels de la santé à transférer une partie de leur compétence à des agents locaux pour asseoir une véritable stratégie de santé communautaire pour d'innombrables raisons dont certainement la peur de perdre leur notoriété et leur prestige.

Certaines des interventions de la médecine coloniale étaient, déjà à cette époque, conçues sur un mode vertical. Néanmoins, la vision globale de service publique de santé qui caractérisait l'ensemble des services de santé de cette époque, avait fait que la vision verticale et horizontale était bien intégrée pour donner une gouvernance cohérente du système, centralisée au niveau d'un seul point qui suivait et coordonnait l'ensemble des opérations. La formation en gestion des services et des systèmes était, elle aussi, faite par la pratique. C'était véritablement le *«learning by doing»* des anglo-saxons qui prévalait dans tous les aspects de renforcement des compétences des prestataires. Ce fut aussi le cas pour l'organisation et la gestion des services de lutte contre les grandes endémies dans les colonies françaises pour lesquels il y avait un service national au niveau de chaque pays et un service régional de coordination et d'appui technique pour toute l'Afrique de l'Ouest Française (AOF), le centre MURAZ. Ce centre créé en 1939 par la France, était basé à Bobo-Dioulasso au Burkina Faso (…)[15]. L'approche globale de gestion privilégiait tant soit peu une vision systémique. Les formations initiales diplômantes pour lutter contre les endémies s'organisaient petit à petit dans ce centre et les formations continues du personnel étaient davantage organisées au niveau des services eux-mêmes et se faisaient plus fréquemment sous forme de réunions techniques, impulsées et coordonnées par le chef de service. L'organisation et l'animation de ces sessions de formations continues faisaient implicitement partie des missions dévolues au chef de service. Il arrivait que les institutions de formation de base organisent pour des aspects particuliers en rapport avec la mise en œuvre de certaines interventions spécifiques, des formations de recyclage de courte durée pour leurs anciens diplômés. Ces formations entraient dans le cadre des services et ne faisaient l'objet d'aucun payement autre que l'ordre de mission et les frais de missions versés à l'agent à son retour, insignifiants du reste, comparés aux payements de maintenant. Certaines institutions «coloniales» comme l'institut de Pasteurs, l'ORSTOM, Institut de Léprologie et autres offraient jusqu'à une date récente l'hébergement et même la nourriture à leurs stagiaires qui y venaient pour des formations de recyclage ou de mise à jour. Ce modèle de formation continue du personnel a prévalu pendant plusieurs années après l'indépendance et est même maintenu dans certains domaines qui touchent principalement les grandes endémies, la médecine interne ou la chirurgie.

---

[15] Un peu d'histoire, le centre MURAZ, in http://www.centre-muraz.bf/index.php/features/about-us-2

4. Évolution de la formation continue dans la période post coloniale

La pratique de la formation permanente initiée dans la période coloniale a perduré et a continué jusqu'à l'indépendance des pays africains, francophones en particulier. A la formation des auxiliaires indigènes s'étaient ajoutées, bien évidemment, celles destinées aux individus qui étaient scolarisés. Ils étaient formés comme médecins dits «médecins africains», infirmiers, sages-femmes et agents sanitaires, et autres techniciens de laboratoire et de radiologie. Ainsi, la relève a été douce et les méthodes et modes de formation de base et de formation continue ont été maintenus. Les écoles de formation de base se sont vite développées en augmentant en nombre de manière fulgurante un peu partout avec bien évidemment des changements plus lents quant à la modification des curricula pour changer l'orientation élitiste qui était donnée à la formation médicale. Celle-ci était centrée sur les besoins des urbains au détriment des ruraux et la part insignifiante donnée aux compétences en rapport avec des domaines essentiels en médecine de masse, ou plus exactement en santé publique qui, de nos jours, intègre la planification et la gestion de programmes de santé, la prévention, l'économie de la santé, la socio-anthropologie de la santé, les déterminants environnementaux et socio-économiques de la santé, les méthodes d'éducation pour la santé et de promotion de la santé, les techniques de formation et d'encadrement des auxiliaires et autres personnels d'appui à la santé communautaire. En plus, de la même manière, la plupart des programmes occultent toujours l'enseignement des principes sacro-saints de santé publique contenus dans la philosophie des soins de santé primaires que sont, comme rappelé plus haut, l'équité, l'approche multisectorielle, la technologie appropriée, la participation communautaire et la prévention primaire. Néanmoins, au lendemain des indépendances jusqu'à une date récente, les formations continues des personnels de santé, étaient organisées en tant que partie intégrante du fonctionnement normal des services. Elles n'entrainaient point de graves perturbations du fonctionnement normal de ces services. Elles se faisaient dans les services dans la majeure partie des cas et étaient très souvent bien intégrées aux activités de soins.

En s'inspirant du modèle de formation au lit du malade, de l'étude de dossier médical et de la présentation des malades, qui est la règle dans l'orthodoxie de la formation initiale des médecins, beaucoup de médecins formés selon ces pratiques les utilisaient une fois affectés comme chef de service. Leurs consultations externes et leurs visites journalières des malades hospitalisés leur offraient ainsi des opportunités pour continuer à renforcer les connaissances et compétences de leur personnel : médecins, infirmiers ou sages-femmes. Les signes rares ou les manifestations inhabituelles des maladies courantes que ce personnel est censé pouvoir diagnostiquer et traiter leur sont de la sorte présentés, commentés et discutés. La visite des malades hospitalisés a toujours été et devrait demeurer partout le moyen le plus sûr d'assurer la formation continue du personnel soignant du fait de la variabilité biologique et la particularité de chaque cas. La standardisation, que l'enseignant en médecine est obligé d'utiliser devant l'impossibilité de traiter chaque cas séparément, ne doit pas faire ignorer la spécificité de chaque être biologique. Les personnels de santé en sont tellement conscients, qu'ils magnifient au plus haut niveau les formations continues qu'ils font à travers les échanges d'expériences. Ces échanges d'expériences reposent sur la présentation de cas particuliers, de résultats de la recherche portant principalement sur des approches novatrices de diagnostic, de traitement ou de suivi des malades. C'est bien cela l'objet des rencontres scientifiques qu'organisent assez souvent des professionnels de la santé, que ce soit les congrès, les conférences, les symposiums et autres types des rencontres de spécialistes auxquelles participent les praticiens du secteur concerné, notamment les chercheurs. Les participants à ces rencontres doivent non seulement convaincre les organisateurs de la valeur scientifique de leurs communications, notamment leur apport à l'avancée des connaissances scientifiques dans le domaine concerné, mais chacun d'entre eux devra, lui-même, financer sa participation : son transport, son hébergement et son alimentation pendant toute la durée de la rencontre. L'accès à la connaissance ou la diffusion dans le monde scientifique de ses découvertes ou innovations exigent des personnes intéressées, des efforts personnels matériels et financiers. La participation aux forums, aux congrès et autres réunions scientifiques de formation continue était et est toujours payante. Il faut avoir soi-même les moyens ou trouver un sponsor qui vous prend en charge. Cette forme de formation continue est bien souvent couplée et complétée par des abonnements aux revues et journaux scientifiques ou par la participation à des formations en ligne comme moyen payant important de s'auto-former. S'agissant de ces derniers modes de formation, les personnels de santé sont bien souvent supportés par leurs services, leurs universités ou les délégués médicaux. Ce dernier mode est décrié par certains qui y voient une forme déguisée de corruption dans la mesure où le délégué médical qui vous finance peut être amené à vous demander en contrepartie de l'aider à promouvoir ses produits. A ce niveau, il y a un risque que même le mode le plus utilisé actuellement pour le partage des connaissances, qui est le séminaire ou l'atelier, financé bien souvent par plusieurs sources, n'a pas pu échapper totalement. L'apparition des séminaires ou ateliers comme moyen d'assurer la formation continue, avec tous les avantages qu'ils présentent pour les participants, est venu bouleverser ce schéma traditionnel qu'utilisait le personnel de santé, surtout du milieu universitaire pour assurer la formation permanente en tant que responsabilité individuelle d'abord et avant tout.

L'universitaire a toujours perçu sa formation permanente comme relevant en premier de sa propre responsabilité et moins de celle de son employeur qu'est l'Université. Celle-ci est intégrée dans le développement de sa carrière au point que personne ne peut y échapper. Il faut à l'enseignant de l'université, pour avancer dans sa carrière académique (en titres et en grades), prouver, à chaque étape de sa carrière, qu'il a continué de se former et d'acquérir de nouvelles connaissances et compétences, et ceci par ses publications, ses attestations de participation à des instances de formation permanente reconnue et approuvée par le milieu académique comme les conférences, congrès, symposiums et autres rencontres du même type. L'Université est le lieu où l'on magnifie, au plus haut niveau, la connaissance et la valeur intrinsèque de l'individu. Si l'on se réfère à l'orthodoxie des valeurs qui fondent les croyances dans les universités, la valeur d'un homme se mesure encore à ce qu'il Est et non à ce qu'il A, malgré la domination mondiale du pouvoir de l'Argent. Il s'agit pour l'universitaire, le vrai, d'Etre, comprenons par là, de connaître et non d'Avoir. A l'université également, comme dans toutes les institutions qui emploient du personnel, la formation permanente du personnel est une partie intégrante de la gestion de l'institution. L'université, en tant qu'institution, y contribue grandement, même si cela relève de la responsabilité des enseignants eux-mêmes, en offrant des primes de recherche, des bourses de stage et en facilitant les échanges interuniversitaires. Ce modèle d'assurer la formation continue du personnel, qui met en avant la responsabilité de l'intéressé lui-même, n'a pas beaucoup inspiré les agents servant au niveau des ministères. Dès qu'ils quittent l'environnement universitaire, ces universitaires, bien qu'ayant assuré la formation de base de ce personnel des ministères de la santé, ne sont plus impliqués dans la formation continue de ces derniers. La formation continue devrait être conçue comme un sous-système du système global de santé. La conception, l'organisation et le fonctionnement d'un tel système devrait impliquer les universités et les écoles de formation du personnel de santé. L'OMS, déjà en 1974, par la résolution de la vingt-septième Assemblée Mondiale de la Santé, faisait appel aux pays membres pour la création en urgence de systèmes nationaux de formation continue pour entretenir et parfaire la qualification du personnel de santé[16]. Les universités et les écoles de formation de base en santé deviennent de moins en moins impliquées dans la formation permanente du personnel de santé dans les pays africains, francophones en particulier. L'avènement des séminaires et ateliers dans les années 1980 comme nouveaux mécanismes d'assurer ces formations permanentes, y est pour beaucoup. Les universités sont des sortes de microcosmes dans les pays en développement et africains en particulier. Des efforts louables sont en train de se faire pour accroître leur ouverture et leur implication dans la santé publique. Elles sont surtout interpellées par la brutale survenue de maladies émergentes transmissibles qui n'étaient pas pris en compte dans la formation initiale de la plupart des professionnels de la santé travaillant dans les ministères. Les universités sont alors appelées au secours. En plus, la flambée des maladies non-transmissibles à soins coûteux évoluant de manière chronique, est aussi une surprise pour les systèmes publics de santé qui sont dans l'incapacité de gérer une telle situation sans le concours des universités. Il y a beaucoup d'inconnues

16 F.R. Abbatt & A. Mejia; La formation continue des personnels de santé ; manuel pour ateliers; 1990 OMS , Genève

dans ces domaines. Seuls la recherche et le développement de stratégies innovantes, domaines de prédilection des universités et écoles de formation, peuvent permettre d'y faire face avec l'efficacité souhaitée.

Malgré une implication plus accrue des universités africaines francophones ces dernières années dans les activités de santé publique que mènent les ministères de la santé, celle-ci est loin d'être satisfaisante. Elle n'est pas centrée sur ce que l'université devrait et pouvait apporter de mieux pour accompagner la mise en œuvre des programmes de santé publique et qui correspondrait à sa vocation première qui est celle de formation et de recherche. L'apport de l'université devrait s'intégrer dans une vision plus globale, bien planifiée et judicieusement programmée, pour s'adresser à des problèmes qu'elle est mieux à même de résoudre. Cela suppose quelque part une identification claire et précise de ces problèmes et la reconnaissance de l'expertise éprouvée des universitaires dans les domaines ciblés. Une telle quête d'assistance technique des ministères de la santé à l' endroit des Universités et écoles de formation en science de la santé va nécessiter ou au moins déboucher sur la création d'un cadre formel plus global de collaboration technique qui va au-delà de la simple cogestion des centres hospitalo-universitaires. La conception et l'appui à la mise en œuvre de systèmes de formation permanente du personnel, pourraient leur être confiés en plus de l'organisation et de la mise en œuvre des programmes de recherche, y compris les évaluations. Leurs interventions dans un tel cadre apporteraient une valeur ajoutée réelle au fonctionnement des systèmes nationaux de santé. Dans le contexte du Sénégal, qui est également celui de la plupart des pays de la sous-région, on exploite la notoriété et le bon sens des grands professeurs des universités davantage que leur expertise propre pour leur confier des fonctions qui correspondent à ce qu'ils savent faire le mieux. D'aucuns pensent que les universitaires seraient mieux dans des fonctions d'experts conseillers dans des domaines qui requièrent une expertise scientifique pointue. Leur nomination comme chefs de services nationaux chargés de l'organisation et du management des services dans une vision systémique (fonction pour laquelle ils n'ont jamais été préparés), en lieu et place de leurs collègues de la santé publique, spécialisés dans les divers domaines de cette discipline, est jugé contre-productive et est fortement décrié dans certains pays. Mais pour beaucoup le leadership, l'organisation et la gestion relèvent plus du bons sens que d'une quelconque spécialisation. Ceux-là pensent que les professeurs vont apprendre très vite pour combler leurs lacunes dans ces domaines quand ils seront exposés en tant que autorités à ces défis majeurs. Dans tous les cas, le manque d'organisation et surtout l'inexistence de système bien structuré avec ses modalités de fonctionnement pour assurer la formation permanente, constituent une entrave sérieuse à l'amélioration de la performance et à l'efficacité des systèmes de santé publique des pays africains, francophones en particulier. Ce ne sont pas les moyens et les méthodes qui manquent. Comme l'illustre bien le tableau ci-dessous, la formation permanente, en cours d'emploi tout comme en dehors de l'emploi, peut se faire de diverses manières. La politique et les stratégies des pays doivent opérer un choix parmi ces méthodes sur la base de l'expérience, les moyens et le niveau de développement du moment de leur système de santé. L'orthodoxie en la manière voudrait cependant que les pays puissent privilégier les formes efficaces, simples et pas coûteuses qu'ils peuvent appliquer de manière pérenne. Les méthodes applicables en cours d'emploi de la liste ci-dessous établie par l'OMS, pourraient être classées parmi ces méthodes. Elles ont été les plus utilisées avant l'avènement des séminaires/ateliers qui dominent actuellement le champ de la formation continue des personnels de la santé publique.

Liste des différentes méthodes d'apprentissage*[17]

Méthodes applicables en cours d'emploi	Méthodes applicables en dehors de l'emploi
• Audits de soins de santé • Roulement dans l'occupation des postes • Formation en cours d'emploi • Supervision et conseils sur place • Groupe d'étude d'articles de presse • Affectations et projets d'équipe • Examens des dossiers des malades, • Rapports mensuels • Réunions avec les collègues • Conférences téléphoniques • Réunions et conférences du personnel • Supervision	• Apprentissage à distance • Etudes théoriques • Cours de formation • Auto-apprentissage • Etudes guidées • Séminaires et ateliers • Conférences • Réunions d'organisations professionnelles • Réunions de sociétés scientifiques

Source :OMS, liste établie par une réunion consultative sur la formation continue organisée par l'organisation mondiale de la Santé (OMS) à Srinagar (Inde), du 29 juin au 4 juillet 1983. Elle est reproduite ici pour la commodité du lecteur.

[17] F.R. Abbatt & A. Mejia; La formation continue des personnels de santé ; manuel pour ateliers ; OMS , Genève , 1990

Le séminaire/atelier s'est alors imposé comme mode de formation continue en Afrique et surtout en Afrique francophone pour plusieurs raisons. La première relève de l'absence de système bien structuré et institutionnalisé de formation continue des personnels de la santé, organisé et animé par les universités et écoles de formation du personnel de santé. Un tel système allait permettre de bien planifier ces formations et les assortir chacune d'une évaluation des besoins pour mieux les adapter aux préoccupations d'amélioration continue de la performance et du développement de la carrière des professionnels de santé. Dans presque tous les pays francophones de la région africaine, les facultés de médecine, les UFR de santé et les écoles de formation de base des infirmiers et sages-femmes ont apparemment pour mandat d'assurer la formation de base des généralistes et des spécialistes. Elles n'offrent point de formation permanente «non-diplômante» orientée uniquement vers le renforcement des compétences des agents et qui serait reconnue et valorisée par les institutions publiques et privées qui emploient ce personnel. La deuxième raison est l'absence d'institutionnalisation de la formation permanente du personnel de santé dans le processus de gestion des ressources humaines des ministères publics comme du secteur privé qui utilise le personnel soignant. Il est certes difficile de l'intégrer dans le plan de carrière de chaque agent, mais si les formations continues reçues par les agents étaient bien organisées, mieux suivies, valorisées et bien documentées dans leur livret individuel, elles allaient aider les décideurs dans leur choix pour l'affectation dans certaines positions. Ces formations ne figurent, dans le meilleur des cas, que dans le Curriculum Vitae (CV) de certains agents que cela intéresse. Elles ne sont pas ainsi utilisées dans le plan de carrière des agents qui, au demeurant, s'en servent uniquement quand ils postulent à un poste dans les Organisations Non Gouvernementales

(ONGs) et le secteur privé. Il se trouve qu'au moment où l'autorité décide de l'affection d'un agent dans l'administration publique, il n'est pas dans la pratique courante de lui demander de présenter son CV comme le font certaines ONGs et le secteur privé. C'est le seul endroit où toutes les formations continues qu'un agent aurait reçues pourraient être retrouvées, sans du reste aucun élément de contrôle de leur véracité. C'est le cas dans secteur public où l'acquisition de compétences par la voie de la formation continue, est plus aisée que dans le secteur privé. Mais c'est dans ce secteur également où elle influe le moins sur la mobilité verticale basée principalement sur ancienneté. C'est le plus ancien dans le grade le plus élevé qui doit commander, comme le veut un principe sacro-saint l'administration publique que les pays africains francophones ont hérité de l'administration coloniale française. Dans le passé, le nombre limité d'agents que chaque chef de service avait sous son autorité et sa responsabilité, faisait qu'il les connaissait tous, savaient ce que chacun faisait au quotidien. Ainsi, les effets d'une absence de mécanisme standard de leur suivi systématisé, se faisaient moins sentir. Tel n'est plus cas de nos jours. Maintenant, aucun chef de service ne peut se fier uniquement à sa mémoire pour assurer le suivi au quotidien des performances de chacun des agents sous son autorité, y compris les nombreuses formations continues que chacun a reçues. Il s'agit bien souvent de formation que le chef de service n'a pas demandée pour les besoins du service. Comme il n'y a pas de plan de formation continue du personnel, ce ne sont plus les chefs de services qui décident des formations que devront subir dans l'année ses agents. La plupart de ces formations leur arrivent comme une surprise et ils ne peuvent pas, pour de multiples raisons, refuser d'y envoyer les agents ciblés. Elles sont souvent décidées à partir du niveau supérieur et perçues de facto par tous comme une nécessité absolue, même si auparavant elles n'ont pas fait l'objet d'évaluation de besoins de formation dans le domaine ciblé. La troisième raison, qui a fortement contribué à l'avènement des séminaires/ateliers comme moyen privilégié de la formation continue, nous l'avons évoquée plus haut, c'est principalement sa convenance pour les formations de courte durée destinées à des agents en activité. Il intègre dans bien des cas des préoccupations de renforcement des compétences mais également des éléments de planification de l'application des connaissances acquises. C'est ce qui fait que les mots « séminaire » et « atelier » se confondent facilement dans un tel contexte. Ce sont des rencontres très bien organisées du point méthodologique dans la grande majorité des cas. Les objectifs, le contenu thématique, la méthode pédagogique, les outils pédagogiques, y compris les supports didactiques, sont très pertinents et bien appropriés. Les principes de base de la taxonomie y sont respectés, ainsi que les méthodes d'andragogie qui veulent que les apprenants participent activement aux séances de formation. Les séminaires/ateliers, dans leur forme actuelle pour assurer la formation continue du personnel de santé, sont principalement soutenus financièrement et bien souvent techniquement par les partenaires au développement. Comme nous l'avons signalé plus haut, ce sont également eux qui les ont initiés dans les pays en développement, francophones en particulier, pour aider à améliorer les compétences des prestataires des services de santé. L'intention des promoteurs de ce mode d'enseignement a été, quoi que l'on puisse dire, très noble. Ces séminaires visaient, à l'origine, à compléter et à mettre à jour les connaissances et compétences des personnels de santé pour les rendre, chaque jour, plus efficaces. Son adaptation au contexte de chaque pays et son évaluation critique périodique sont nécessaires pour éviter les dérives que l'on reproche actuellement à ce mode de formation continue qui semble être une panacée pour résoudre tous les problèmes. Or, le dysfonctionnement des systèmes de santé et la faiblesse de leurs performances, ne sauraient être attribués au seul manque de formation continue de leurs personnels. Cela relève de beaucoup d'autres facteurs que la formation seule ne pourrait contrôler. La non-prise en compte de ces autres facteurs, a fait que certains ont placé des attentes excessives sur la formation continue, ce qui est à l'origine des dérives qu'elle connait de nos jours dans beaucoup de pays africains, surtout francophones.

5. *Les aspects contre-productifs des séminaires de formation du personnel de santé*

Les séminaires n'ont pas que des défenseurs. Ils ont aussi des détracteurs qui considèrent, quant à eux, qu'ils sont devenus des moyens de gaspiller les ressources qui bien évidemment viennent de l'extérieur. Ils ne renforcent point la compétence et donc l'efficacité des prestataires. C'est plutôt le moyen, le plus décrié par les populations, de désorganiser le fonctionnement des systèmes de santé. Les structures sont dégarnies la moitié du temps dans l'année pour des raisons de séminaires. Les responsables de ces structures de santé perdent leur crédibilité aux yeux des agents sous leur autorité en voulant toujours se désigner eux-mêmes à cause des per diems et les autres avantages qu'ils y reçoivent. Les organisateurs y trouvent eux aussi un moyen très subtile et bien toléré d'empocher, sans risque majeure, une partie des crédits alloués à la formation en faisant semblant de travailler. Ils représentent, en effet, le chapitre constamment et systématiquement inséré dans les lignes budgétaires de tout le projet quels que soient sa nature et ses objectifs. C'est aussi la ligne qui, chaque année, est entièrement exécutée.

On forme pour former en assumant de facto que les prestataires avec lesquels on va travailler ne sont pas formés dans les domaines couverts par le nouveau projet. Tout est fait pour justifier avec un prosélytisme inédit la nécessité de former tout le monde et même de les recycler si les activités du nouveau projet durent plus d'an. Pour en savoir plus et comprendre les différentes facettes de ce mal nécessaire, nous allons suivre les discussions de deux collègues qui, comme pour la plupart de ceux qui se sont intéressés à cette question, ont des points de vue diamétralement opposés sur les séminaires. Leur discussion éclaire le lecteur et lui donne assez d'informations pour en comprendre les tenants et les aboutissants, pour se faire une opinion personnelle et au besoin décider dans un sens ou dans un autre en parfaite connaissance de causes.

IV.

La Mésentente de Ngor et de Ndew sur les séminaires

Ngor et Ndew sont deux collègues de la même promotion depuis qu'ils étaient dans le secondaire, au lycée. Ils ont ensemble partagé beaucoup d'expériences ensemble. Ils communiquent régulièrement, bien qu'ils ne servent pas dans la même région, grâce aux possibilités que leur offrent aujourd'hui les nouvelles technologies. Ils ont cependant, bien souvent, des points de vue très divergents. A la faculté de médecine, ils aimaient se retrouver pour travailler ensemble. La seule chose qu'ils n'ont pas faite ensemble est leur spécialisation en santé publique. Ils sont tous les deux titulaires d'un doctorat en médecine et d'une maitrise en santé publique et occupent des fonctions importantes de responsables dans le système de santé. Ils participent activement à l'animation de ce système et en discutent très souvent face à face, par email, en Skype ou au téléphone. Les sujets qui les passionnent le plus, et que nous relatons ici, sont ceux qui concernent les différents aspects des séminaires de formation. Les aspects des séminaires qui font, bien souvent, l'objet de controverses sont principalement l'absentéisme des professionnels, le lieu d'organisation des séminaires, les contenus et la méthode d'animation des séminaires, la qualification des facilitateurs, l'évaluation, la certification des formations et surtout le payement des per diems. Ngor et Ndew ont échangé, sur ces sujets, plusieurs lettres qui sont présentées ci-dessous.

1. Divergence sur l'absentéisme du personnel de santé dû aux séminaires.

La lettre de Ngor à son amie Ndew. Ce matin-là, comme il aime le faire chaque fois qu'il entend une nouvelle qui lui crée un inconfort moral, Ngor envoie ce message à sa collègue et amie Ndew à propos de l'absentéisme des professionnels de la santé à cause de leur participation à des séminaires que d'aucuns décrient avec véhémence. Il lui dit ce qui suit. «Chère collègue!. Encore des moqueries!. Nous ne sommes pas respectés dans ce pays! Notre syndicat doit vraiment se lever! Je pense que nous nous laissons trop faire!. Les seuls corps qui se font respecter dans notre pays sont ceux qui ont des syndicats solides. Des syndicats qui savent rapidement descendre dans la rue chaque fois que leurs intérêts et leur dignité sont menacés. Même si nous ne devons pas aller jusqu'à brûler des bus ou détruire des édifices ou même saccager des institutions publiques comme eux, nous devrions au moins pouvoir descendre en masse dans la rue et exiger que l'on nous respecte. Il est maintenant bien établi chez nous, comme tu le sais très bien, que sans une pression forte sur les décideurs, vous ne pouvez rien obtenir d'eux. Voilà ce qui explique la pléthore de groupements de toute sorte que nous avons dans notre pays. Ce sont de véritables lobbies qui savent comment faire pression sur les décideurs pour obtenir ce qu'ils veulent. Nous ne demandons que l'on nous laisse tranquilles pour faire notre travail. Il semble que certains gens n'ont d'yeux que pour épier nos absences pour nous vilipender. J'ai été vraiment outré des rumeurs qui me sont parvenues ce matin faisant état d'une plainte écrite des populations de notre localité adressée à l'autorité locale suprême au sujet de nos absences pour participer à des séminaires de formation. J'ai appelé pour vérifier et il m'a été confirmé qu'effectivement les populations se plaignent de nos absences, qu'elles jugent intempestives, pour assister à des séminaires. Elles sont allées jusqu'à dire que la grande majorité du personnel passe au moins plus du tiers, et bien souvent plus de la moitié, de leur temps de travail en dehors de leur lieu de travail pour participer à des séminaires ou ateliers de formation. Les radios et les journaux, qui comme tu le sais, cherchent toujours du sensationnel, vont relier cette information dans tout le pays. Il semblerait que c'est par l'intermédiaire de leurs élus locaux, les maires et les députés, que l'autorité administrative a été saisie par écrit pour dénoncer les absences du personnel de santé: médecins, sages-femmes et infirmiers. Les auteurs de la plainte jugent nos absences inadmissibles. Les populations demanderaient, selon leurs élus, que le gouvernement leur affecte dorénavant des médecins, infirmiers sages-femmes déjà formés, qui resteraient à leur poste de travail pour s'occuper des malades une fois affectés. Ces populations considèrent que nos absences traduisent une insuffisance dans notre formation. Tu vois qu'elles n'ont rien compris. Si elles pensent que dans notre métier on peut être formé une fois pour toute, elles se trompent grandement. Je comprends mieux maintenant pourquoi un ami médecin me disait l'autre jour que les gens chez nous ne croient pas à la médecine moderne. Ils n'y comprennent rien du tout. Ils n'y font recours qu'après avoir été sans succès chez les guérisseurs traditionnels. Dans leur entendement, les guérisseurs sont beaucoup plus efficaces que nous. Eux, ils déclarent qu'ils guérissent les maladies et nous, nous ne nous engageons que pour les soigner. C'est cela la grande différence. Quand ils viennent même nous voir après un essai infructueux chez les guérisseurs, ils vont immédiatement retourner chez ces derniers si la maladie dure. Combien de fois avons-nous entendu qu'un malade a fait un cadeau d'une voiture ou même d'une maison à un guérisseur. Ceci n'est jamais arrivé à un médecin moderne à ma connaissance. A l'allure où vont les choses, je peux même dire que cela n'arrivera jamais. Mon oncle avait raison quand il me disait que la médecine moderne malgré son caractère universel et sa base scientifique irréfutable, a une dimension culturelle très importante. Elle nous est parvenue disait-il par le biais de la colonisation. Elle est ainsi perçue, bien souvent, comme un des éléments de notre acculturation par l'occident. La méfiance voire la défiance que lui opposent certains viendrait de cette réalité. C'est troublant que cette méfiance persiste toujours malgré les prouesses qui frisent même dans certains cas le miracle de la médecine moderne. Mais je pense qu'au-delà de l'ignorance des populations de la nécessité que nous continuions à nous former, il y a également l'émergence de la contestation, née avec les rivalités politiques. Celles-ci n'hésitent pas à instrumentaliser les populations dans le combat contre le camp adverse. Il est né des courants de contestations qui se développent comme une mode. Malheureusement, personne ne va nous défendre pour leur apporter la clarification qu'il faut. La question aurait même été abordée au cours de certaines des réunions des comités locaux de développement. Je comprends bien maintenant, même si je ne suis pas toujours d'accord, pourquoi tu me disais l'autre jour que le personnel de santé devrait absolument participer aux réunions de coordination des comités locaux de développement. Effectivement, ces réunions pourraient être de bonnes occasions pour expliquer à ces élus et autres responsables locaux certains aspects importants de notre travail. Mais, à te dire vrai, je les trouve ennuyeuses. On y perd énormément de temps. Nous sommes sincèrement loin de ceux qui pensent que le temps c'est de l'argent. Je ne le dirai plus d'ailleurs voyant comment nous utilisons le temps. Quand je l'ai évoqué la dernière fois quelqu'un a répliqué en me disant qu'il faut arrêter de penser comme les américains. Le bon dieu qui a créé le temps en a créé suffisamment. Tu comprends alors pourquoi certaines de nos réunions commencent chaque fois très tard et ne finissent pas trop tard. Les autorités sont du reste les derniers à venir à l'heure à laquelle ils nous ont convoqués. Mon cousin me disait même que ce retard est fait exprès. Il semblerait que selon nos traditions, le Chef, on doit l'attendre. Un chef qui arrive avant tout le monde à la réunion, n'en est réellement pas un. Il serait chef par accident, mais ne l'aurait pas hérité. Ce que je déplore le plus au cours de ces réunions est qu'on y parle des mêmes problèmes sans leur apporter des solutions véritables. On s'y livre plus à des spéculations intellectuelles que d'y poser des actes concrets susceptibles de faire avancer les choses. Tout cela pour reprendre une de nos discussions de la dernière fois que nous nous sommes rencontrés. Je réitère encore une fois l'idée que notre participation à ces réunions des comités locaux de développement n'allait point aider à améliorer la compréhension que les populations ont de notre métier. Ce serait simplement une perte de temps. Nous devrions cependant faire tout pour expliquer aux populations le but et l'importance de ces séminaires, qu'ils dénoncent, pour la bonne marche des services de santé. Elles ne savent pas que sans ces séminaires notre capacité d'adapter nos traitements aux exigences scientifiques du moment, serait gravement amoindrie. Nous allions être dépassés et conséquemment inefficaces. Comment allions-nous connaître l'agent causal, le réservoir du virus, le mode de transmission, les manifestations, l'évolution et tout ce qu'on nous enseigné récemment sur la prévention des maladies émergentes comme la maladie à virus Ebola. Si nous n'étions pas partis aux trois séminaires derniers qui ont été organisés à cet effet, nous n'allions rien savoir sur la manière de nous protéger nous-mêmes. Nous sommes tenus d'aller dans ces séminaires pour maitriser les nouvelles orientations, les nouvelles approches, les nouvelles directives nationales et internationales. C'est uniquement par ces séminaires que notre capacité est renforcée pour nous rendre plus efficaces, comme toi-même tu aimes le répéter souvent, carriériste que tu es. Ces séminaires nous permettent également, il faut l'avouer, de nous reposer un peu dans de très bonnes conditions. Je pense très sincèrement que c'est un repos bien mérité. Nous personnel travaillant en brousse, il nous faut obtenir, tout de même, l'occasion de passer de temps en temps une ou deux semaines dans un bon endroit. C'est très important pour garder le moral et pour pouvoir continuer à travailler dans ces conditions très difficiles de nos districts. N'est-ce pas? Leur plainte m'a simplement énervé. Je suis convaincu que si nous ne faisons rien, avec la peur que l'administration a actuellement du politique, les autorités vont incessamment sortir des directives pour tout chambouler. J'ai même appris des rumeurs de ce matin que les séminaires vont être suspendus pour un temps. Certaines de ces autorités s'en plaignaient déjà. Mais laissées à elles seules, les autorités administratives, sans la plainte des populations, n'allaient rien faire. J'ai même entendu un de ces responsables dire un jour que l'efficacité de nos séminaires devrait certainement être évaluée, comme si, eux, leur travail était évalué. Voilà ce que je n'aime pas dans notre pays. L'évaluation est confondue avec l'audit et les deux ne sont utilisés que pour emmerder quelqu'un. Tu verras, si nous ne bougeons pas, cette affaire, qui encore une fois relève simplement de l'ignorance, va nous amener des changements terribles, imprévisibles sur nos participations aux séminaires. Pire, même les gens qui n'écoutent pas les radios ni ne lisent les journaux vont de bouche à oreille être informés comme il n'y a plus de confidentiel dans notre administration. Ils vont nous calomnier et nous dénigrer jusqu'au jour où ils vont avoir besoin de nous. Ce jour-là, tout leur discours va changer. Nous avons au moins cette chance. Tu as beau être contre le soignant du coin, mais si toi-même ou un proche tombe malade, tu feras tout pour en faire un ami. Je ne voudrais pas que nous continuions à attendre jusqu'à ce que mal soit fait pour commencer encore à nous exciter. Tu es la première personne à qui j'en ai parlé, mais tu peux être certaine que je vais informer tous les autres collègues. Je sais, comme toujours, qu'on pourra davantage compter sur les infirmiers et les sages-femmes que sur nous les médecins. Nous avons toujours été des défaitistes quand il s'est agi de mouvements sociaux surtout de revendications par manque de solidarité entre nous. J'espère qu'au moins cette fois tu seras d'accord avec moi pour que nous puissions ensemble mobiliser tout le monde. A bientôt!». L'ami Ngor.

La réponse de Ndew à son collègue Ngor. «Mon cher Ngor! Comme toujours tu t'emportes trop vite. C'est vrai que le contenu de cette plainte, que tu décris, ne nous honore guère. D'autres voies de recours auraient pu être utilisées. Le syndicat aurait pu être saisi et mis devant ses responsabilités pour débattre de cette question. Nous, membres du syndicat, nous devons être plus proactifs. Nous devons prendre le devant quand certaines rumeurs qui ne nous sont pas favorables, nous parviennent.

Il faut l'admettre, certains parmi nous exagèrent. Ils sont régulièrement absents de leur poste de travail. Ils ne savent plus ce qui s'y passe. Ils passent au moins le tiers voire la moitié de leur temps de travail dans des séminaires sans parler des innombrables réunions auxquelles ils participent.

Un journaliste d'investigation signalait récemment dans sa revue que le nombre de séminaires dans les pays de notre sous-région variait de 1000 à 1500 par pays avec un coût moyen par séminaire variant de 8 à 10 mille dollars US, soit 800 mille à 1,2 million de dollars américains (….). La santé se situerait, selon lui, parmi les ministères qui en organisent le plus, environ 35-40% des séminaires, dans la majorité des pays. Il faut avouer que c'est trop. Nous ne devons pas honorer toutes les invitations intempestives aux séminaires et aux réunions que les multiples programmes et projets verticaux ainsi que les nombreuses structures centrales nous envoient. Il y a aussi que les évaluations anonymes de ces rencontres qui se faisaient dans le passé et qui nous permettaient de donner objectivement nos impressions et sentiments sur leur utilité et les conditions de leur mise en œuvre, ne se font plus. Je crois que c'est tout cela qui donne le sentiment, comme tu aimes le dire, que maintenant chacun fait ce qu'il veut. Même si nous n'en sommes pas encore à ce niveau, il faut dire que la situation mérite plus d'attention. Les services centraux, il faut le reconnaitre, sont maintenant trop nombreux. On s'y perd réellement. Et chacun veut avoir son propre plan stratégique et son plan d'opération, son propre budget et ses propres partenaires. Les mauvaises langues disent avec humour que ces services, trop nombreux, sont les refuges des jeunes cadres techniques pistonnés qui n'ont pas du tout ou très peu pratiqué leur métier de soignants. Ils y atterrissent sans expérience pour devenir de simples administrateurs de services. C'est vrai, nous avons perdu beaucoup de soignants dans cette mutation de fonction sans jamais évaluer le bénéfice ou la perte qui en découle. Etre spécialiste de la santé publique ne devrait jamais signifier abandonner les soins. Au contraire, c'est à ce moment qu'il faut trouver, pour le plus grand nombre, une meilleure manière de prévenir ou soigner les maladies. La maitrise des approches de santé publique devrait permettre de pouvoir étendre à l'échelle d'un groupe, d'un district, d'une région ou du pays, les meilleures pratiques que l'on applique au niveau individuel. Je ne comprends plus nos collègues. Comment allons-nous réduire voire annihiler les taux inacceptables de morbidité et de mortalité dont chacun se plaint. Ils sont versés maintenant dans l'administration et la gestion au niveau central. Beaucoup pensent qu'ils sont moins efficaces à ce niveau dans la réduction de la souffrance des populations qu'au niveau des services de soins des régions et districts sanitaires. A leur décharge, ils pourront répondre qu'ils ont été nommés. Ce n'est pas leur propre décision, même si certains les accusent de l'avoir cherché. En plus, ce sont des questions très sensibles. Elles sont difficiles à discuter avec les responsables concernés. Ils vous traiteront facilement de jaloux.

Ne nous y méprenons point, les acteurs les plus engagés et les plus motivés ne sont malheureusement pas toujours là où ils peuvent apporter la meilleure contribution à la résolution des problèmes de santé. Nous devrions savoir répondre courtoisement par la négative à ces invitations improductives ou nous faire simplement représenter. Mais, honnêtement, le cas de certains collègues est à déplorer. Ils veulent être présents à toutes les rencontres. Je savais que nous allions en arriver là. Je considère que cette manière de faire témoigne d'un manque d'engagement et de détermination à résoudre nous-mêmes les problèmes qui se posent. C'est trop facile de se cacher derrière les séminaires, les réunions et autres rencontres initiées par les services centraux pour abandonner complètement les activités techniques de sa région, de son district ou simplement de sa formation sanitaire. Quand tu examines les activités des programmes et des plans d'action de presque tous les services centraux et les programmes nationaux, tu n'y trouves, essentiellement, que des activités de formation. Comment tous ces services ou programmes peuvent assumer au départ, sans évaluation préalable, des besoins de formation qui justifient la nécessité d'organiser toutes ces formations programmées et considérées comme nécessaires. A dire vrai, certaines formations sont effectivement utiles et nous y apprenons beaucoup. Par contre, il y a beaucoup d'autres qui ne nous servent à rien. C'est une simple perte de temps. Malheureusement, on ne le sait que quand on y est déjà. L'atelier sur les nouveaux outils auquel j'ai assisté la semaine dernière, ne valait pas le déplacement, jusqu'à la capitale, pendant cinq jours, de tout ce monde invité. Tout ce qui a été dit au cours de cet atelier aurait pu être discuté lors des réunions périodiques de coordination ou au cours de supervisions ou simplement par la distribution des documents y afférents.

Ne faisons pas l'erreur de considérer que c'est nous qui détenons toujours la raison. Les populations savent ce qu'elles veulent et n'ont pas toujours tort. Nous ne devons jamais oublier que c'est en partie grâce à l'impôt payé à l'Etat par ces braves gens que ce dernier a pu nous assurer les formations que nous avons reçues. Nous leur devons beaucoup. En plus, ce sont nos propres parents. Ils ne comptent maintenant que sur nous pour résoudre leur problème. Le colonisateur ne reviendra plus. C'est notre tour maintenant. De plus, aller en grève pour régler un tel problème serait l'aggraver. D'autres vont nous en vouloir encore davantage. Les revendications des travailleurs de la santé font toujours l'objet d'attention particulière de la part des populations. Ces temps-ci, il y a beaucoup de maladies surtout chez les enfants. Je peux bien comprendre la posture des familles. Nous devons, souvent, nous mettre à leur place. Avoir un parent mourant entre les bras et ne trouver personne dans les formations sanitaires, est terrifiant. Nous ne devons pas oublier l'incident malheureux qui a failli coûter la vie à beaucoup parmi nous lors de notre dernière grève. Quand je pense, à l'horrible scène à laquelle j'ai assisté, je frémis encore. Du jamais vu! Des populations outrées, surchauffées à bloc par des accompagnants qui avaient des malades hospitalisés, nous avaient pris en étau. Les jets de pierres fusaient de partout. Pire, elles ont continué pendant plus d'une semaine, à travers les journaux et les radios, à nous accuser de manquer de respects aux malades et de ne pas respecter nos serments respectifs. Je crois que nous ne sommes pas comme les autres services. Nous ne devons pas aller en grève aussi facilement, mais surtout ne jamais prôner la cession complète de services. Il nous faut toujours assurer les urgences. Le bureau du syndicat devrait plutôt se réunir pour ce problème relatif à nos absences trop fréquentes. Il nous faut voir comment en responsables avertis nous pouvons poser ce problème. N'y aurait-il pas un autre moyen d'assurer ces formations continues sans nécessairement réunir tous les apprenants dans un hôtel pendant des jours? Tel devrait être notre axe de réflexion. Dans tous les cas nous devons avoir le courage de poser la problématique de cette pléthore de rencontres auxquelles nous sommes conviés. Je vais la poser, même si je ne sais pas quelle va être l'issue de cette plainte dont tu parles. Nous devons l'avouer, nos absences sont trop nombreuses. A te dire vrai, je suis moi-même gênée en y faisant attention maintenant. C'est comme ce que quelqu'un me disait la dernière fois à propos des grands hôtels qui sont utilisés pour organiser nos séminaires. Si nous ne faisons pas attention, ce sera le second aspect de nos rencontres qui sera bientôt décrié comme nos absences. Merci et à la prochaine». Ndew

2. Mésentente sur les grands hôtels choisis pour abriter les séminaires de formation

Dr Ngor n'est pas content du contenu de la réponse de Dr Ndew à sa lettre. La dernière partie où elle a évoqué l'organisation des séminaires dans les grands hôtels l'a vraiment outré. Il lui adresse le message qui suit. « Ma chère Ndew, tu ne changeras jamais! Tu es bien de chez nous. Quelqu'un me disait la semaine dernière que nous étions les citoyens du monde les plus faciles à gouverner. Nous acceptons tout. Mieux, nous faisons tout pour trouver des raisons valables aux injustices qui nous arrivent. C'est ainsi que nous avons été possédés par tous les étrangers qui sont venus chez nous. Après avoir été vilipendés partout pour nos absences, voilà maintenant que ces mêmes gens s'en prennent à nos séjours dans les hôtels pour nos séminaires de formation. Je ne comprends réellement pas en quoi cela les dérange. C'est de la pure jalousie. C'est comme si ceux qui les fréquentent ont plus de mérite que nous. Nos séminaires pour être efficaces doivent se tenir dans de bonnes conditions. Le cadre, pour toute formation, est important. Il l'est davantage pour la formation des adultes. C'est un élément essentiel pour la facilitation de l'apprentissage. Nous l'avons appris ensemble lors de notre formation en andragogie. Il faut le reconnaitre, c'est lorsque ces formations continues ont été transférées dans les hôtels, loin des classes des institutions de formation, que l'approche pédagogique a été progressivement remplacée par l'andragogie. Les formations de mise à niveau se faisaient uniquement dans ces institutions de formation. Elles étaient rares. On y était aussi traité, même en formation continue, comme des enfants. Les formateurs, dans nos institutions de formation, ne peuvent pas s'empêcher de se mettre dans la peau de véritables professeurs. Ils ne faisaient que nous haranguer. Nous nous tenions spontanément dans le rôle d'élève soumis. L'information était comme toujours descendante. Nos rapports étaient hiérarchiques, dictés par le seul pouvoir du savoir. Ils étaient du type dominant-dominé. Nous n'empruntions même pas les mêmes chemins au sein de l'institution. Nous ne mangions pas non plus ensemble. Il n'y avait pas de pause-café dans ce contexte. Toutes les présentations, pour ne pas dire les cours, étaient assurées par les formeurs/professeurs. La véritable démocratisation de la formation continue, à notre niveau, tu le sais très bien, n'a commencé qu'avec son transfert dans les hôtels. Tu me diras, je te connais, que c'est une pure coïncidence. Le premier cours auquel nous avons assisté ensemble, m'est toujours resté en mémoire. Je m'en souviens toujours jusque dans les moindres détails. Nous étions très surpris, impressionnés, perplexes et très timorés. Je n'en croyais pas mes yeux. Ha! Combien elle était luxueuse la salle de conférence de cet hôtel, spacieuse, bien décorée et très éclairée. La climatisation me faisait grelotter de froid. Je faisais tous les efforts pour que les organisateurs ne s'en aperçoivent pas. La sonorisation était parfaite. C'était comme si ceux qui parlaient vous chuchotaient à l'oreille. Les organisateurs nous avaient passé un court métrage sur la schistosomiase avant le démarrage. Dieu sait que je me croyais au Cinéma, lorsqu'ils avaient éteint les lumières pour nous permettre de mieux voir les images. J'avais même oublié un instant pourquoi nous étions là. C'était incroyable que nous étions là uniquement pour une formation. Je me permets aujourd'hui avec le recul de te raconter tout cela sans gêne. Je suis sûr que tu avais toi aussi les mêmes impressions. Ma fascination était à son comble lorsque, après 2h30 minutes de travaux, on avait arrêté pour la pause-café. Les séances, comme tu te le rappelles, étaient fort intéressantes. Nous étions en définitive nos propres formateurs à travers nos échanges et nos réponses aux questions des facilitateurs. Il y avait beaucoup d'exercices, de sketches, de travaux en petits groupes et des séances/restitutions en plénière. La salle était finalement décorée par nos petites affiches. C'était incroyable!. Les facilitateurs, comme ils voulaient que nous les appelions, nous traitaient comme des collaborateurs et non comme nos professeurs. C'était difficile au début d'adopter cette posture de collaborateurs avec eux. J'hésitais beaucoup avant d'intervenir. J'avais peur de dire des bêtises. Mais rapidement j'ai pu m'y faire. Les facilitateurs étaient à la pause-café avec nous. Il y avait tout sur les tables bien garnies. Un véritable petit déjeuner de gargantua. Les discussions se poursuivaient toujours. On notait l'enthousiasme et l'envie d'en savoir davantage chez tous les participants. Je me rappelle très bien que le thème central était la planification stratégique en santé publique. Les facilitateurs participaient aux discussions comme s'ils étaient venus apprendre comme nous. Seules leurs synthèses pouvaient montrer qu'ils en connaissaient certainement beaucoup plus que nous et qu'ils avaient bien préparé le séminaire. Tu te souviens, nous sommes allés immédiatement après 13h30 au restaurant pour le déjeuner. Sincèrement, ce premier jour, je ne sais pas comment tu l'avais vécu, mais moi je n'en pouvais plus. Avec ces mets succulents, il n'y avait plus de place dans mon estomac. J'avais envie d'aller faire une sieste. On était servi comme des princes au déjeuner comme au dîner ou au petit déjeuner. En sept jours j'avais gagné trois kilogrammes. C'était d'ailleurs le cas pour la plupart des collègues qui étaient avec nous, si tu te souviens bien. La seule frustration que j'avais eu lors de ce premier séjour c'était de n'avoir pas pu profiter de toutes les opportunités qui nous étaient offertes. Il nous a été signifié que nous avions droit à la piscine, à la salle de gym et au cinéma. Ne sachant pas nager, je n'avais pas pu aller à la piscine où certains camarades bons nageurs, certainement lébous, ont pu nouer des relations plus étroites avec nos facilitateurs européens qui y étaient tous les soirs. Les choses ont beaucoup évolué. Je relate cette étape de notre histoire du début de fréquentation des hôtels pour certainement te faire rire. Maintenant, honnêtement, je m'y sens à l'aise. C'est ce premier séjour qui m'avait motivé à apprendre à nager. J'exploite, maintenant, au mieux presque toutes les commodités qui nous sont offertes dans les hôtels au cours des séminaires. J'y rencontre des camarades de promotion, de hautes autorités, qui font de la politique et qui pensent que ces milieux sont faits pour eux uniquement. Mais, nous nous y sommes avec eux grâce à ces séminaires. Tu sais très bien que nos maigres salaires de médecins de district n'allaient jamais nous permettre de fréquenter ces lieux. Que ce soit la piscine, la télévision, le dancing, l'internet, l'équitation et j'en passe. Il faut oser l'avouer, la présence en ces lieux est un grand signe de réussite sociale. Ce n'est pas n'importe qui qui peut y aller. Alors, vouloir nous empêcher d'y aller comme tous les grands cadres dignes de ce nom de notre pays, relève simplement de la méchanceté. Pourquoi ne parlent-ils pas des hommes politiques qui y sont tout le temps. Sont-ils plus méritants que nous? Ils devraient plutôt parler de ceux-là et nous laisser tranquilles.

Tu comprends parfaitement que je n'ai relaté ici que quelques-uns des multiples avantages que nous avons en étant dans ces hôtels pour nos séminaires. Nous y rencontrons la plupart de nos promotionnaires qui ont réussi dans la vie et que nous n'allions jamais rencontrer si ce n'est pas dans les cérémonies de funérailles ou de mariage où ils te saluent avec une certaine condescendance. Je pense que les rencontrer dans ces hôtels nous donne au moins le sentiment d'infériorité. Ils constatent que nous avons réussi comme eux. Nous nous côtoyions dans ces lieux comme nous étions à l'université, d'égal à égal. Sinon, il faut l'avouer, c'est frustrant, pour nous tous, de voir nos camarades de promotion qui ne sont pas plus méritants, déambuler dans ces grands Palaces sans jamais rêver d'y aller un jour malgré nos dix voire plus d'années d'études. C'est pourquoi, cette fois-ci, je ne vais attendre personne pour réagir. Celui qui veut nous empêcher de continuer à organiser nos séminaires et ateliers dans ces hôtels, me trouvera sur son chemin. Je sais également que beaucoup de camarades me soutiendront. En plus, nos partenaires étrangers qui financent ces séminaires et qui nous envoient les experts qui les animent, ne vont jamais accepter de quitter ces lieux touristiques pour aller les organiser dans nos centres de formation. Alors, tant que ce sont des rumeurs, je ne vais pas encore en parler. Je suis certain que cette grogne de mécontents n'ira nulle part ». Ngor

La réaction de Ndew sur l'organisation des séminaires dans les grands hôtels luxurieux de la place. «Mon cher Ngor, je m'étais dit que je n'allais pas te répondre cette fois. Mais en lisant et relisant ton message je ne pouvais plus résister à le faire. Je suis tout à fait d'accord sur ta description de certains des faits que tu as décrits en relatant le premier séminaire de formation continue, qui a été organisé à cet hôtel très luxueux et auquel tous les deux, nous avions participé, il y a plus de quinze ans. Comme tu l'as bien dit, l'approche utilisée était pour nous une véritable révolution. Cela nous a tous marqué pour toujours. Ce sont des choses que l'on n'oublie jamais. J'ai vu que tu as tout rappelé sauf la mésaventure de Djégane. C'est peut-être parce que c'est ton parent sérère. L'histoire du frigo-bar de sa chambre qu'il vidait tous les jours. Tu te souviens bien que Djégane invitait chaque soir dans sa chambre tous ses amis du village qui résidaient dans la capitale pour prendre un pot. Ils vidaient ainsi chaque soir le frigo-bar de sa chambre que le personnel de l'hôtel remplissait à nouveau chaque matin. Ainsi, pendant les sept jours de notre séjour, il devait à l'hôtel une somme exorbitante qu'il était bien évidemment incapable de payer. Comme il pensait que tout était gratuit, il était tombé évanoui quand la facture lui a été présentée. En plus de l'aide substantielle des organisateurs, il nous été demandé de nous cotiser entre nous tous pour payer la facture. Ce que tu as dit sur le changement de paradigme par rapport l'andragogie est tout fait vrai. Mais là où je ne suis pas d'accord du tout c'est ta perception du lieu de formation et l'apologie que tu en fais. Tout le processus andragogique utilisé, que tu magnifies à juste raison, ne dépend nullement pas de l'hôtel. C'est vrai que les hôtels sont des lieux très confortables surtout pour ceux qui y viennent en villégiature. Personnellement, je n'ai jamais eu le temps de profiter de toutes ces commodités que tu décris avec grandiloquence. Si le séminariste doit lire tous les documents, souvent nombreux, qui lui sont fournis, faire les exercices proposés et accomplir ses prières de la journée, s'il est musulman comme toi, il n'aura pas le temps de faire tout ce que tu as dit. Il trouvera même cet environnement quelque part un peu gênant. Il ne pourra pas s'y concentrer comme il l'aurait souhaité. En plus, il y côtoie des touristes qui n'ont que le souci de pouvoir bien se distraire et oublier complétement tout ce qui est travail. Tout dans cet environnement est fait pour eux. Je suis étonnée que les tams-tams et cris juvéniles de ces touristes enthousiastes le soir ne t'ont jamais dérangé. J'ai dû changer plusieurs fois de chambre au cours de ces séminaires à cause de ces bruits.

De nos jours, la qualité de la formation aussi a vraiment baissé. Il faut honnêtement le reconnaître. Ce n'est pas comme au début. Le niveau de préparation des séminaires d'alors est tout à fait diffèrent de ce à quoi nous assistons maintenant. C'est du couper-coller comme disent certains. La taxonomie des premiers séminaires/ateliers n'existe plus. Les principes de base de l'andragogie ne sont plus respectés. Un adulte en apprentissage doit savoir pourquoi il doit apprendre quelque chose. Les facilitateurs tiennent de moins en moins compte des suggestions et recommandations des apprenants. Les séminaires/ateliers ne sont plus évalués comme dans le passé. Nous étions invités par les facilitateurs au début de l'avènement des séminaires à évaluer de manière anonyme tous les aspects y compris la facilitation elle-même, le contenu de la formation, les méthodes et matériels pédagogiques utilisés et d'autres aspects de la formation. Les facilitateurs cherchaient par beaucoup de subtilités à faire participer activement tout le monde. Ils savaient, sans heurter leur susceptibilité, comment engager les plus timides et les moins outillés en communication verbale. Ils savaient aussi valoriser les expériences des uns et des autres. Il faut le dire. Nous sentions vraiment le lien direct entre ces formations et les situations réelles que nous vivions. Nous pouvions dire que le choix du modèle andragogique avait fait beaucoup évoluer nos séances de formation continue. Les facilitateurs, comme tu le dis très bien, étaient de talentueux accompagnateurs. J'ai l'impression que nous sommes en train de revenir en arrière. Les approches que l'on utilise maintenant tout comme les nouvelles connaissances enseignées, ne sont plus orientées vers la résolution effective des problèmes avec lesquels nous sommes confrontés. Tu me diras que certaines de ces connaissances vont enrichir nos CV. Elles vont peut-être contribuer à accroître les chances de certains de pouvoir accéder aux ONG internationales. Ce n'était pas le but ultime de ces formations continues, même si je reconnais que cela aussi peut être un avantage à ne pas ignorer. Beaucoup de collègues vous disent avec un certain sarcasme que c'est parce que ces séminaires sont simplement prévus dans les projets et les plans d'actions annuels qu'il faut les faire. Ce que tu dénonces assez souvent du reste. Et comme tu le sais, nous ne sommes jamais d'accord sur ce point. Si certains projets arrivent, vaille que vaille, à faire ce qu'ils ont prévu dans leur programme et plan d'action même si cela ne correspond pas à la satisfaction de besoins des populations, c'est toujours avec la complicité des responsables locaux. Je sais que tu me répondras comme toujours que les rapports de force sont différents. Qu'à cela ne tienne. Nous ne devons pas accepter de continuer à participer à des séminaires de formation simplement parce que cela est prévu dans les Plans de Travail Annuels des projets. Ces plans ont été élaborés avec notre pleine participation. N'est-ce pas? Tous ces projets sont censés venir nous aider. C'est à nous de prendre nos responsabilités et de bien les orienter et les guider. Je sais que ce n'est pas aussi simple que cela mais nous devons nous y atteler. Si nous ne le faisons pas, tous ces milliards dépensés dans le cadre de ces projets ne serviront pas les besoins des populations. Ces besoins seront toujours là insatisfaits et l'aide internationale au développement va perdurer jusqu'à l'ère de nos arrières petits-fils. Cela sera inadmissible. Nous devons en être conscients et nous engager en toute responsabilité à y mettre fin.

La dénonciation des populations, pour moi, entre dans ce cadre. Les sommes dépensées pour organiser ces séminaires dans les hôtels pourraient être mieux utilisées pour améliorer la santé des populations. Je suis d'accord sur tes commentaires sur l'approche méthodologique des séminaires. Cependant, je pense que l'utilisation de l'andragogie ne nécessite pas forcément un environnement hôtelier. Pas du tout! Nous pouvons l'appliquer valablement dans nos institutions de formation et autres lieux de rencontre disponibles dans nos services. Je suis toujours gênée de voir tous nos nombreux véhicules 4x4 garés dans la cour d'un hôtel à l' occasion de nos séminaires. Je pense sincèrement que c'est normal que cet état de fait soit soulevé et porté à notre attention. C'est à nous d'y réfléchir et de trouver des alternatives plus raisonnables moins coûteuses. Encore une fois, mon cher Ngor, nous devons au niveau du syndicat être proactif et commencer à y réfléchir pour formuler des propositions concrètes sans attendre que cela fasse l'objet d'une plainte pour ensuite chercher à réagir. La prise de conscience grandissante des populations de leur droit avec le vent de la démocratie va toucher tous les secteurs. Les populations vont de plus en plus réclamer leur droit. Nous devons en tenir compte. Tous les secteurs seront concernés. Nous devons prendre le devant et nous réunir sur ce sujet. C'est très important. Cela nous permettra de soulever les autres aspects qui me mettent mal à l'aise. J'avais du mal à les soulever seule comme tout le monde semble s'y complaire. Ce sont les fournitures de bureaux (bloc note, Bic, crayon, taille crayon et équerre) que l'on achète et distribue systématiquement à tous les participants chaque séminaire/atelier. On ne les utilise plus tellement comme chacun vient avec son portable. En plus, nous devrions trouver un moyen de rationaliser les sacs, les badges et autres attributs que l'on achète et distribue systématiquement lors des séminaires. Nous dépensons des sommes faramineuses dans la confection et distribution de sacs que personne n'utilise. J'avais commencé à les archiver en souvenir des rencontres. Ils avaient fini par trop m'encombrer. Je les donne maintenant aux enfants des voisins comme ils n'intéressent plus les miens. C'est comme les badges et les foulards que l'on a aussi systématisés maintenant. Je crois que c'est une erreur. Au début, les badges servaient à nous faire connaitre les uns des autres. On y mettait ton nom, ton titre et ton service. Nous les portions tous les jours que dure le séminaire. Maintenant on les confectionne systématiquement même si nous nous connaissons tous et pire, les gens ne les portent, au meilleur des cas, que le premier jour. Il en est de même des attestations. Je ne sais plus où les mettre. J'en ai énormément. Les organisateurs y rivalisent de talent d'infographie. Elles sont de plus en plus belles. Elles ont également, à mon avis, perdu de leur valeur. Certains s'évertuent encore à les signaler dans leur Curriculum Vitae (CV), mais je suis presque certaine que personne n'en tient compte. Pour un atelier d'un jour, au maximum de deux jours, on vous signe un certificat. C'est trop simpliste pour attester une quelconque compétence. Ceux qui les délivrent prennent bien leur précaution. Ils mentionnent, dans le meilleur des cas, que l'intéressé a activement participé ou simplement qu'il a assisté à l'atelier portant sur un thème donné. L'utilité de tout cela devrait être évaluée, ne serait-ce qu'en demandant l'opinion des séminaristes. Le point que je déplore, comme toi, concerne la compétence des facilitateurs. Tu avais bien raison la dernière fois quand tu me racontais les carences de vos facilitateurs à l'atelier que j'avais manqué exprès. Le thème ne semblait pas du tout en rapport avec ce que nous faisons. Ce cas n'est malheureusement pas l'exception. Nous recevons maintenant dans les séminaires des facilitateurs qui ne maitrisent pas du tout le sujet. Ils ne préparent pas bien non plus les sessions de formation. Ils n'ont aucune compétence en pédagogie, ni non plus en andragogie. Je regrette vraiment les talentueux animateurs que nous avions dans les premières années de l'instauration des séminaires de formation dans notre pays. Ils savaient vraiment ce qu'ils faisaient. Nous devrions au moins en discuter pour rationaliser ces dépenses des séminaires. Je te signale également que c'est dans ce même esprit que le problème des per diems a été posé par certains représentants des populations. Comme tu peux t'en douter, c'est semble-t-il-l'aspect des séminaires qui est le plus contesté par les détracteurs de nos séminaires organisés dans les hôtels. Ils trouvent scandaleux le fait qu'on nous paye des per diems à la fin de chaque séminaire voire chaque rencontre, fût-elle une simple réunion de coordination ou de restitution des résultats d'une recherche ou d'une enquête. Ces rencontres, comme tu le sais bien, sont maintenant organisées sous le même format que les séminaires dans les grands hôtels. Il y a pause-café, badges, fournitures de bureau, repas et per diem. Je ne sais pas ce que tu en penses, mais moi j'insiste, nous devons absolument nous réunir sur cette question le plus rapidement possible pour discuter en profondeur de tous ces aspects que j'ai signalés ci-dessus et leur trouver des solutions alternatives plus raisonnables pour au moins être à l'abri des critiques des populations. Confraternellement!» Ndew

3. Mésentente sur les per diems payés au cours des séminaires de formation

La réaction de Ngor a été immédiate à la lecture du passage du message où sa collègue évoque les per diems. Il fallait s'y attendre. Il était choqué et écrit ceci à Ndew. «Ma chère collègue on ne s'entendra jamais sur ces questions relatives aux séminaires de formation continue. Il y a un principe sacro-saint de l'administration que tu sembles ignorer. Un avantage acquis devient un droit. Toute cette agitation des populations, que manipulent, comme toujours, une poignée de jaloux tapis dans l'ombre, ne relève que de l'ignorance de ce principe. Tout est politisé dans notre pays maintenant. Les populations ignorantes sont, comme en politique, en train d'être manipulées contre nous par quelques intellectuels jaloux qui nous voient comme des rivaux. Ces populations ignorent d'autre part l'origine et le pourquoi du per diem. Ce n'est pas à toi que je vais l'apprendre. Nous avons vécu tous les deux la période avant l'instauration des per diems et les changements extraordinaires que son introduction a apportés. Nous n'avions jamais eu des formations continues bien structurées et bien organisées sur une thématique précise de santé publique comme maintenant. Il n'y avait que les quelques formations dispensées lors des supervisions ou des stages de perfectionnement très sporadiques. J'ai essayé de te rappeler dans ma précédente lettre comment nous avions vécu le début des séminaires. C'est vrai, je n'avais pas évoqué dans cette lettre le per diem. Il a été, en toute sincérité, l'un des aspects les plus agréables des séminaires. Il a néanmoins été un des plus surprenants pour nous tous. Jamais auparavant un fonctionnaire logé, nourri, en formation n'a été payé pour avoir simplement répondu présent à cette formation. C'est comme cela que nous l'avions vécu. Nous avions même peur au début de prendre ces payements. Il fallait se référer à la haute hiérarchie pour demander si nous devions prendre cet argent. On peut le dire maintenant. Nous soupçonnions les organisateurs. Beaucoup parmi nous disaient que ce n'était pas clair. Ils pensaient que, tôt ou tard, on allait nous les retirer de nos maigres salaires. Nous avions insisté auprès des organisateurs pour comprendre pourquoi on nous payait ces sommes. Le montant du reste était non négligeable eu égard à nos niveaux de salaires. Je me rappelle que les nationaux venant du niveau central nous répondaient avec une certaine curiosité, que nous avions intérêt à en jouir et à nous taire. «C'est pour vous, c'est votre argent de poche nous disaient-ils. C'est une nouvelle ère qui commence!. Vous allez comprendre plus tard», nous disaient-ils. Mais sur nos insistances, l'expert responsable du projet du côté de la coopération, chargé de superviser le déroulement du séminaire, ayant vu nos discussions en langue locale et nos infernales consultations, est venu vers moi pour demander de quoi il s'agissait. Je lui ai expliqué que les camarades voulaient savoir ce que représentait le payement que nous avions reçu et sur quelle base cela a été établi. Il m'a demandé de réunir tout le monde. Ce qui fut fait immédiatement. Alors, dans un français approximatif, il nous a expliqué en détails ce que voulait dire le Per diem et les dépenses qu'il couvrait. Il nous avait dit qu'en attendant qu'il connaisse les dispositions du pays en la matière, il leur a été demandé d'appliquer celles de son propre pays d'origine. Le per diem, dans son pays, est une indemnité journalière payée à un travailleur en déplacement temporaire hors de son lieu normal de travail, généralement de courte durée, pour couvrir tous les frais occasionnés par ce déplacement. Les dépenses couvertes par le per diem comprennent l'hébergement, les trois repas de la journée (petit déjeuner, déjeuner et diner), les frais de déplacements aller-retour, les déplacements locaux en rapport avec le travail, objet du voyage, les frais accessoires immatériels qu'il a entrainés comme les pourboires donnés à des personnels de soutien (éventuels transporteurs des bagages à l'aéroport, à l'hôtel ou ailleurs), les frais éventuels de divertissement que le voyageur pourrait encourir, les appels téléphoniques, la connexion internet, la blanchisserie, les journaux et autres. Il nous a dit que dans son cas, tout ce qu'il a dépensé depuis qu'il a quitté son bureau jusqu'à son retour, lui sera remboursé quand il sera de retour. Tout cela entre dans le per diem, qui est plus que les frais de mission auxquels nous étions habitués. Il a reconnu, lui-même, que ce qu'on lui paie comme per diem dépassait de très loin ce qui est strictement nécessaire pour sa mission. C'est avec ce surplus qu'il va acheter les objets d'art et autres souvenirs qu'il va se payer au marché avant de rentrer. Mais, nous disait-il, c'est la réglementation en la matière, nous devons nous y conformer. C'est la raison pour laquelle, nous payons le reliquat qui vous a été donné après avoir pris en charge directement vos frais d'hébergement et d'alimentation, nous avait-il dit. Nous étions là, bouche baie, stupéfaits mais enfin édifiés et soulagés. Nous quittions, pour certains parmi nous, avec cependant un petit pincement au cœur. Cet étranger ne pouvait pas savoir que nous avions tous un ordre de mission signé par l'autorité administrative, ce qui nous avait permis d'utiliser tous les véhicules et le carburant de nos services. Le per diem, tel que présenté par ce responsable étranger, était totalement diffèrent de l'indemnité de déplacement qui existe chez nous. Ce dernier, comme tu le sais, est un montant alloué à un agent de l'administration devant se déplacer temporairement d'une localité à une autre à l'intérieur du territoire national pour des raisons de service, dans le cas où ces frais ne seraient pas pris en charge ailleurs. Les montants payés ne sauraient couvrir l'hébergement dans un tel hôtel de luxe, même pour le cadre le plus ancien dans le garde le plus élevé. Cette indemnité locale était corrélée au grade et à l'ancienneté. En plus, le payement complet de cette indemnité n'était effectué qu'à la fin de la mission sur présentation de l'ordre de mission visé par l'autorité administrative compétente de la localité visitée, accompagnée normalement d'une feuille de déplacement également visée par la même autorité. Quelle tracasserie! En plus, la durée d'une mission autorisée à l'intérieur du territoire national ne peut excéder 10 jours dans le mois. Il est dit également dans notre règlementation que l'indemnité pour frais de tournées est due si et seulement si les deux conditions suivantes sont réunies: «(1) la durée du déplacement se fait d'une région administrative à une autre région du territoire national ou sur une distance minimale de

70 km et (2) la durée est égale ou supérieure à 18 heures». En cas de déplacement sur une distance égale ou supérieure à 35 km sans un moyen de transport fourni par l'Etat et sur une durée minimale de neuf heures, il est institué une indemnité de voyage[18].. J'ai même oublié toute cette procédure complexe et fastidieuse pour des miettes, comparées aux per diems que nous recevons maintenant des projets. Çà c'est le propre de l'administration publique. Trop de complexités que personne finalement ne respecte. Elle met toujours en place des procédures tellement compliquées que même les plus disciplinés parmi nous ont du mal à respecter à la lettre. L'administration n'a pas non plus les moyens de veiller à leur application obligatoire. Ces procédures et règles finissent ainsi par n'exister que sur papier. Elles ne sont opposées à quelqu'un que quand les responsables sont contre lui. Classiquement, c'est lorsqu'il se permet d'émettre une opinion différente de celle de son chef ou s'il appartient un parti politique d'opposition. Je n'ai même plus essayé depuis l'avènement des per diems de faire enregistrer mes ordres, ni de chercher une feuille de de placement. Je suis sûr que tu me diras que c'est un acte d'indiscipline. Mais comme je ne demande plus à être payé, personne ne s'en soucie. Les per diems ont honnêtement révolutionné notre politique d'indemnité. L'approche est plus juste et plus équitable.

La politique de per diem de certains projets les autorise même à payer les indemnités journalières pour les personnes qui participent à un séminaire ou à une réunion dans leurs lieux d'affectation. En toute objectivité, nous avons tous

---

[18] Direction du Matériel et du Transit administratif, Direction générale des Finances (DGF), **Demander une indemnité de déplacement à l'intérieur du pays pour un agent de l'Etat,** Ministère de l'Economie, des Finances et du Plan (MEFP), Dakar, Sénégal, **http://www.servicepublic.gouv.sn/index.php/demarche_administrative/demarche/2/511**

intérêt, sans démagogie aucune, à favoriser les rencontres qui nous permettent de toucher des per diems. C'est de l'argent prévu dans les budgets des projets. Il y représente jusqu'à 50% du total voire plus. Nous du secteur de la santé, nous ne sommes plus les seuls à en jouir maintenant. Tous les secteurs qui bénéficient de l'aide internationale, notamment l'agriculture, l'environnement, l'éducation et les autres secteurs sociaux, en bénéficient dans les mêmes conditions que nous. Contrairement aux indemnités payées par le gouvernement, le per diem permet de mettre tous les agents au même niveau en ce qui concerne le manger et le logement. Mon chauffeur reçoit le même per diem que moi. Ce qui est impensable dans l'administration publique. Pour une fois que l'on nous traite comme dans les pays développés certains jaloux veulent s'y opposer. Nos facilitateurs venus de l'étranger sont traités comme nous, tout au moins pour ce qui est du manger et du logement. Tout le monde sait qu'avec leurs salaires énormes, ils n'auraient même pas besoin des reliquats des per diems qu'on nous verse. Mais ils perçoivent leurs per diems à leur retour comme nous. Un collègue qui travaille dans un projet m'a raconté l'autre jour que le salaire de leurs deux coopérants prend presque le tiers du budget du projet. C'est à cause des critiques de nos compatriotes que la proportion de ces projets qui nous est versée sous forme de per diem, s'amenuise de jour en jour. Au début, nous recevions des per diems plus substantiels. Maintenant nous sommes obligés de négocier durement pour obtenir le peu que nous avons. Mieux, les partenaires qui financent les projets deviennent plus regardants. Ils vérifient tout maintenant. Ils sont obsédés par les fraudes. Ils demandent aux organisateurs de justifier tout notamment le nombre de jours qu'ils proposent, même si l'on sait que la détermination avec exactitude des jours nécessaires pour un atelier est toujours très difficile. Bien souvent c'est approximatif. Tout le monde maintenant signe avant d'être payé. On nous demande même les factures des hôtels ou nous avons séjournés. Il y en a même qui exigent la carte d'identité. La dernière fois, j'étais outré quand le comptable d'un projet l'exigeait à l'autorité administrative venue ouvrir le séminaire. Il lui demandait avec une certaine condescendance sa carte d'identité avant de lui payer seulement un jour de présence. Il n'est plus possible à cause de tout cela de percevoir deux per diems en assistant en même temps à deux séminaires concomitants. Dans le passé, certains chefs de services, étaient capables d'être présents dans deux séminaires et d'être payés dans les deux. Cela était plus ou moins accepté de tous. Leur présence dans chaque séminaire est vivement souhaitée par les organisateurs. C'est un moyen de légitimer le séminaire mais surtout de montrer dans le rapport l'implication des hautes autorités. Tu sais que si nous refusons souvent la pension complète c'est pour pouvoir récupérer les prix du repas du soir. Je suis sûr que si on nous versait les prix de tous les repas, il y aurait certains qui n'allaient plus manager à l'hôtel. Nos partenaires veulent aussi standardiser les taux par région. Ils négocient périodiquement entre eux et les gouvernements de nos pays pour avoir des politiques et des pratiques de per diem plus cohérentes applicables par tous. Mais ils sont trop nombreux avec des intérêts divergents pour que cela puisse se réaliser. Je ne sais pas si tu en es consciente, mais on estime en moyenne à plus de quarante le nombre de partenaires qui interviennent dans chacun de nos pays dans le domaine de la santé. Les ministères de la santé ne peuvent plus, dans aucun de nos pays, assurer correctement la coordination et l'harmonisation de leurs pratiques, malgré les nombreuses structures créées à cet effet. Ces partenaires sont arrivés néanmoins à s'entendre pour supprimer le per diem pour les résidents pour beaucoup de projets, dans la plupart des pays. Ceux qui l'acceptent de le payer vous donnent un forfait insignifiant. En plus, même ceux-là refusent de rembourser le carburant. Ainsi, nous faisons tout pour organiser nos séminaires loin de nos lieux de travail. Les partenaires qui financent les projets se parlent entre eux. Ils veulent harmoniser les per diems. Ils ont poussé partout les Etats à prendre des décrets ou des arrêtés pour standardiser les taux. Mais nous aussi avons bien compris qu'il leur faut absolument organiser ces séminaires et rendre compte de leurs tenues. Nous leur forçons ainsi la main. Ils sont obligés, presque toujours, de faire ce que nous proposons. Tous ces projets sont évalués sur la base du volume d'activités menées et non sur leurs effets ou leurs impacts sur l'amélioration de la santé des populations. Si tel était le cas le taux de mortalité et de morbidité allait baisser de manière plus significative dans nos pays. Ce sont les mêmes problèmes qu'ils cherchent à résoudre depuis toujours. Et comme les formations représentent l'essentiel de leurs activités, ils sont obligés de les organiser et donc de nous satisfaire. Il est admis par tous que le volet le plus important de l'aide internationale au développement est la formation des acteurs locaux des pays qui en bénéficient. L'autre fois, nous avions boycotté le séminaire dont les organisateurs ont voulu nous payer des miettes. Nous avions dit niet! Ils ont fini par revenir à de meilleurs sentiments. Ceux qui crient contre les per diems n'ont rien compris. La seule fois où j'étais contre ces boycottes c'est lorsqu'il s'était agi de finaliser le plan stratégique national de développement sanitaire. Nous ne devons pas confondre les séminaires ou ateliers d'élaboration de ces documents de planification nationale avec les ateliers de formation organisés dans le cadre des projets. Je comprends bien que ces rencontres sont également financées par les partenaires, mais nous ne devrions pas leur exiger des per diems pour y participer. Je ne suis pas à l'aise dans ces cas-là. C'est maintenant une affaire de négoce. Les organisateurs de séminaires qui refusent de payer ne verront personne. J'avoue que je ne suis pas de ceux qui négocient des taux. Tu me connais très bien. Je me bats pour les principes. Depuis l'augmentation substantielle de nos salaires, le per diem, n'a plus la même signification pour moi. Je suis même maintenant de ceux qui croient que l'argent des per diems n'a pas de valeur. Je suis étonné d'entendre l'autre jour un collègue dire que s'il a pu réfectionner sa maison, c'est grâce aux per diems. Je n'ai rien pu faire de concret avec les per diems reçus. C'est peut-être la facilité avec laquelle cet argent me vient, sans effort particulier, sans travail personnel. En plus, cette manne n'est pas taxable. Je la dépense ainsi de manière insouciante sans compter. En vérité je la gaspille littéralement. J'ai changé combien de fois de cellulaire sans réellement que ce soit un besoin grâce à ces per diems. Te connaissant bien, j'imagine que tu es de ceux qui ont construit des châteaux avec ces per diems. Je reconnais aussi que beaucoup de projets acceptent le payement des per diems comme une sorte de justice sociale eu égard à nos maigres salaires comparés aux salaires du personnel du projet. Ceux-là sont plus raisonnables. Ils font tout pour trouver eux-mêmes en interne les justifications nécessaires à présenter à ceux qui financent leurs projets. D'autres, venant bien souvent de l'administration publique, ont tendance à être trop rigides. Ils sont habitués aux procédures bureaucratiques que j'ai évoquées plus haut. Ce mouvement des per diems a secoué tout le système. Notre syndicat, pour plus de justice, comme tu le sais, a obtenu le relèvement des taux des heures supplémentaires payées pour compenser le personnel clinique qui travaillent dans les hôpitaux. Ils ne participent certes pas à nos nombreux séminaires pour bénéficier des per diems, mais ils ne se plaignent plus. Les heures supplémentaires et les diverses primes qui leur sont payées les compensent largement. Il y en a qui pensent que c'est même plus intéressant maintenant de servir dans les hôpitaux que d'être dans les districts. Je connais beaucoup d'amis médecins, infirmiers ou sages-femmes qui ont tout fait pour se faire affecter dans les hôpitaux pour cette raison. Ce sont bien sûr des personnes qui n'ont pas de logement gratuit. La grande différence est que les heures supplémentaires, comme les honoraires, peuvent être enregistrées comme dépenses salariales, ou comme un élément de lignes d'allocation distincte et être taxées. Les avantages des per diems payés au cours des séminaires et autres rencontres ne sont pas comparables à ceux des indemnités d'heures supplémentaires ou de supervision. Le repos total à la garde dans les hôpitaux est aléatoire. On peut avoir tout le contraire. Il semble que beaucoup de malades préfèrent venir à l'hôpital en dehors des heures de travail pour être sûrs qu'ils seront vus par le personnel de garde. Ainsi, le travail aux heures supplémentaires peut être pire qu'aux heures normales. On ne peut pas également comparer l'effort que demande la supervision avec celui de la participation aux séminaires où on reste assis toute la journée dans des salles climatisées. Ma chère collègue, tu peux être tranquille, que ceux qui crient là nous laissent nos per diems. En tout cas leur dénonciation ne pourra rien y changer. C'est une affaire maintenant bien institutionnalisée et à l'allure où vont les choses, je crois que c'est acquis pour de bon. Bien à toi !. » Ngor.

La réponse de Ndew a été immédiate. Elle a une opinion complètement différente de Ngor sur les per diems. Voilà ce qu'elle écrit à son ami. « Mon cher ami Ngor, j'ai lu avec intérêt ta longue lettre sur les Per diems. Je ne partage, cette fois-ci, aucun des points de tes commentaires. Comme toujours, nous sommes totalement en désaccord. Tu sais Ngor, il n'y a rien de très bon ou de très mauvais dans l'absolu. Tout dépend de notre compréhension, notre perception et notre volonté de vouloir positiver les choses. Le per diem, au début, contribuait de manière indéniable à la motivation financière des bénéficiaires. Il leur permettait de compléter tant soit peu leur maigre salaire comme tu dis et de traverser des fins du mois difficiles et stressants pour tout fonctionnaire. L'idéal, nous le savons tous, serait d'augmenter les salaires à tout le personnel avec cet argent et de ne plus payer les per diems. Nous savons aussi, tous, que, pour de multiples raisons, cela ne peut pas se faire avec l'argent des projets. Le per diem reçu, lorsqu'il est bien géré et utilisé à bon escient, permet de résoudre énormément de problèmes. Je l'ai toujours considéré, quant à moi, comme une épargne. Je ne te le cache pas. Comme c'est de l'argent qui me venait en sus de mon salaire, je l'épargnais pour mes projets personnels. Je n'ai cependant jamais participé à des tontines en comptant uniquement sur les per diems. Il m'a été rapporté que certains le font. Moi, je ne participe même pas à ces tontines. J'aime cependant la pratique en soi pour les personnes qui ont des revenus maigres. J'ai vu comment les femmes démunies de mon quartier arrivent, par ce biais, à s'équiper rapidement en ustensiles de cuisine, en draps de lit et autres commodités qu'elles seraient incapables de réaliser individuellement. C'est une manière efficace de mobiliser des fonds pour réaliser des projets qu'aucun des membres, pris individuellement, ne pourrait réaliser en un si court laps de temps. Je considère néanmoins que ceux qui y participent, en comptant sur les per diems, exagèrent tout de même. Cela frise pour moi la folie. Un payement aussi aléatoire ne saurait être utilisé pour prendre des engagements financiers réguliers comme les tontines qui sont payés par mois ou par trimestre. En toute honnêteté, j'ai pu faire, personnellement, des réalisations importantes avec l'aide des per diems que l'on me payait. Mais je n'ai jamais couru derrière les per diems. Je n'ai jamais tenté quoi que ce soit pour en avoir plus. J'étais même très gênée quand on nous payait des per diems dans certaines circonstances comme les réunions de restitution des résultats de recherche ou des réunions de coordination. C'était également le cas lors de l'épidémie passée quand pour deux heures de réunion on nous donnait des fournitures de bureau et nous payait des per diems. Je trouve cela inadmissible. Mais je me sens trop seule et impuissante pour dénoncer de telles pratiques apparemment appréciées par tous. Je reconnais que certains, pas tout le monde, encore une fois, pour ne pas généraliser comme tu le fais, ont des comportements inadmissibles par rapport aux per diems. Je suis navrée de te le dire en toute amitié, mais c'est un peu ton cas. Il est inadmissible que des professionnels, cadres de surcroît, continuent à courir derrière les séminaires uniquement pour les per diems. Ils vont même jusqu'à refuser de participer à une activité de formation ou à une réunion sans per diem. Ils se désignent eux-mêmes ou se font designer vaille que vaille pour participer à toute rencontre où ils espèrent recevoir un per diem. Ils acceptent d'être discrédités auprès de leurs subordonnés ou de leurs collègues uniquement pour continuer à percevoir ces per diems. C'est devenu pour eux comme de la drogue. Certains parlent de **«perdièmite» chronique** comme s'il s'agissait d'une maladie difficilement curable. Ils dénoncent le fait qu'il y ait des gens qui ne cherchent à tout prix à s'inscrire à des rencontres que pour percevoir de l'argent, et ne prêtent guère attention aux sujets traités. Ceux dont tu as parlé qui arrivaient subtilement à s'inscrire simultanément à deux séminaires, n'arrivent plus, heureusement, à le faire, comme tu le dis. C'était une catastrophe!. Il savait le moment opportun pour passer signer et celui pour passer récupérer le per diem. Il faut aussi dire que les responsables des projets ont une grande part de responsabilité dans cette pratique malsaine. Il y a certains parmi eux qui l'associent à la motivation financière. Mais comme tu le sais, le concept de motivation est en principe lié à la politique de l'offre et de la demande. Qu'offrent les participants aux séminaires si ce n'est pas le fait d'être présents. Ce sont eux les bénéficiaires qui y acquièrent des connaissances et des compétences qui devraient leur servir dans leur travail. Il devient encore plus difficile de comprendre le paiement de per diem à l'autorité administrative ou politique qui est simplement venue ouvrir officiellement le séminaire ou le journaliste qui est là pour assurer la couverture médiatique de l'évènement. Si certains journalistes le réclament souvent avec persistance, d'autres par contre ne sont pas à l'aise de le recevoir. Ces derniers trouvent cette pratique honteuse et gênante. Certains journalistes par contre non seulement l'exigent, mais souvent insinuent des menaces de relater les manquements éventuels de la formation s'ils ne sont pas bien motivés. Comme il peut toujours y en avoir, les organisateurs se méfient beaucoup de ces journalistes et cherchent toujours à leur plaire. D'aucuns traitent les écrits de ces journalistes de «press du per diem». Certains organisateurs, manipulateurs, peuvent alors utiliser le per diem comme appât pour les asservir et mettre ainsi la plume de ces journalistes au service d'intérêts personnels. Comme le disait un journaliste étranger, le per diem aux mains de responsables sans scrupule, peut être un véritable moyen de corruption déguisée (DuneVoices, 2015)[19]. D'un autre côté, lorsqu'il est utilisé à bon escient, il peut être utile pour aider objectivement certains agents du secteur de la santé. Ce sont, bien souvent, des agents qui n'ont pas attendu le payement des per diems pour faire leur devoir. En effet, c'est de cela qu'il s'agit. J'ai toujours dit qu'il ne faudrait pas que ceux qui viennent nous aider montrent plus d'engagement et de détermination pour la résolution de nos problèmes que nous-mêmes. C'est honteux de nous mettre à l'ombre et les laisser au soleil ces coopérants faire le travail qui est le nôtre. Comme aime le rappeler notre directeur, nous devons garder à l'esprit que c'est en partie avec les impôts de nos pauvres parents des villes et des villages que

[19] **Per Diem' et respect de la déontologie dans les médias mauritaniens http://cridem.org/imprimable.php?article=678603**

nous avons été formés et recevons nos salaires mensuels. Nous leur devons beaucoup. Le minimum de civisme nous dicte de nous engager à les servir plus que quiconque. Si certains parmi eux dénoncent aujourd'hui la part importante de l'aident internationale et même du budget des Etats alloués aux per diems, c'est parce que nous avons exagéré. Nous devons humblement le reconnaitre. Des rapports accablants sur ce sujet brûlant des per diems circulent un peu partout. Cela ne nous honore guère. Certains se demandent même si ces séminaires, ateliers, et autres rencontres d'échange d'information ont jamais eu un quelconque impact sur l'amélioration des performances et de l'efficacité des services[20]. Ceci, malheureusement, n'a jamais été évalué. Et on continue de verser des sommes exorbitantes pour financer ces rencontres. On en est venu au point où les aspects positifs que j'évoquais tantôt ne sont plus visibles. Tout le monde est choqué, de nos jours, par ces multiples aspects pervers des per diems dictés par un mercantilisme éhonté qui se propage partout. Nous sommes loin du beau vieux temps quand, tous les deux, étions à nos débuts dans cette profession. Tout le monde à ce moment-là, avait beaucoup de respect et d'admiration pour ces agents de santé dynamiques, dévoués et conscients de leur responsabilité particulièrement importante dans la société. Ils avaient une charge de travail énorme eu égard à la complexité des cas de maladies aiguës sévères, chroniques ou de comorbidité qu'ils prenaient en charge de manière professionnelle et efficace. Ils savaient allier stratégiquement la prise en charge efficace de ces maladies avec leurs activités de prévention, de promotion de la santé et de gestion efficace de leur service.

---

[20] Marie Moland Gaarder, Hunting for Per Diem The Uses and Abuses of Travel Compensation in Three Developing Countries, Nrad Evalaution Department, NORAD, Report 2/2012 Study, Norwegian Agency for Development Cooperation, Oslo Ruseløkkveien 26, Oslo, Norway

On les voyait s'occuper, le matin, en équipe bien soudée, de leurs activités de soins curatifs, préventifs ou promotionnels de santé et, le soir, ils faisaient leurs statistiques, traçaient les courbes de leur performances dans chaque domaine d'intervention pour dresser le rapport d'activités qu'ils allaient présenter à la prochaine réunion de coordination mensuelle. Je me demande toujours comment nous en sommes arrivés à ce niveau de désorganisation, de laisser aller et d'incivisme. J'ai comme l'impression que plus nous nous écartons des premières années des indépendances de nos pays, plus la fougue, l'autodétermination et le nationalisme qui animaient nos cadres pour assurer le développement du continent, s'émoussent graduellement. Qui pouvait imaginer pendant cette période, qu'un jour, un responsable allait refuser d'accomplir son travail pour son pays si le coopérant qui vient l'assister ne lui paye pas un per diem pour le faire. Quelle que soit l'origine du budget de la coopération et du budget de l'état, ce refus de travailler, sans per diem est pour moi un manque de civisme notoire qu'il faut dénoncer. Je donne raison à ceux qui le dénoncent. Combien de fois, j'ai assisté moi-même à des séminaires au cours desquels de grands responsables ont refusé de participer s'ils ne sont pas payés. D'autres fois, ils négocient même le montant comme tu le dis bien dans ton message. Je trouve cela scandaleux et inadmissible. C'est trop facile et même injuste d'évoquer pour justifier une telle attitude les sommes, soi-disant trop importantes, payées aux consultants internationaux qui animent ces séminaires, pour se comporter de la sorte. Je ne suis pas non plus d'accord avec ceux qui soutiennent que ce sont ces coopérants qui nous l'ont imposé pour justifier et leur présence et ce qu'ils y gagnent. Si cela était vrai, que ferions-nous pour y mettre fin. En réalité, c'est un compromis négocié comme le disent certains. C'est ce qui fait que personne ne veut en parler. Cette question est toujours traitée sous la table. A chaque séminaire, il faut, après la présentation de l'agenda, clarifier ce que l'on appelle avec humour les *«conditions»*, notamment préciser quand est-ce qu'il faut aller voir le comptable, le soir même ou le lendemain ou à la fin? Si cette précision n'est pas donnée par les organisateurs, ce sera la première question de clarification qui leur sera posée. Il en est de même du taux journalier du per diem. Il faut pour ce dernier le faire passer de bouche à oreille pour informer les participants, considérant que celui-ci n'est pas à dire publiquement dans bien des cas. Il est très souvent source de désaccord quand le montant est en dessous des attentes des participants. Ce désaccord peut aller jusqu'à hypothéquer l'organisation du séminaire. Voilà la triste réalité qui frappe aujourd'hui, un peu partout, la mise en œuvre, de manière globale, des projets. En effet, même les projets de recherche sont sérieusement menés. En plus des per diems à payer à l'atelier de présentation et discussion des résultats des études, il semble que maintenant les personnes enquêtées commencent à réclamer leur part. Il faut qu'elles trouvent un bénéfice réel comme le dépistage des cancers ou autres maladies pour y participer gratuitement. Sinon, il faut, comme toute personne impliquée dans l'étude, les payer. Il fallait s'y attendre. Depuis que certains ont commencé à donner aux chefs de village qui ont aidé à la mobilisation des personnes à enquêter, de la COLA (nom donné à l'argent que l'on remettait à ces chefs de village) et aux femmes enquêtées du SAVON (nom de l'argent qui leur est remis), nous allons en droite ligne vers la *«perdemisation»* des activités de recherche. Nous devons, mon cher ami, revenir à l'orthodoxie de la pratique de notre noble métier. Trop c'est trop! Ce problème des per diems ne peut être réglé que par nous-mêmes et non personne d'autre. Il faut espérer que la solution dans notre secteur va créer l'émulation et influencer les autres secteurs. Ce qui me désole le plus dans cette polarisation sur les per diems et la *«per diemite»*, c'est qu'elle masque le travail honorable de plusieurs agents sérieux et engagés qui n'en bénéficient point. Ils supportent toute la charge de travail excessive créée par l'absentéisme intempestive de ces chasseurs de per diem. Quoi qu'on puisse dire, la pauvreté dans notre environnement y est pour beaucoup. Les per diems sont payés aux occidentaux qui les ont institutionnalisés chez nous. Même si certains, chez eux aussi, sont également atteints de «per diemites», cela n'est pas visible. Le nombre de bénéficiaires est infime et les montants insignifiants par rapport à leurs salaires. Certains nous ont cependant signalé des cas ou les billets d'avions et les per diems payés aux consultants internationaux venus superviser un projet de trois ans, représentaient plus du tiers du budget du dit projet. La distribution des ressources, dans notre contexte, est toujours entachée de suspicion. Je suis certaine qu'avec l'amélioration des conditions économiques dans nos pays, l'utilisation des Nouvelles technologies de l'information et de la communication, ainsi que l'extension progressive du vent de la démocratisation qui y souffle depuis quelques années, les choses vont changer. Tu as dû constater qu'avec l'augmentation substantielle récente des salaires du personnel de la santé, que tu as évoquée dans ta lettre, l'engouement pour les per diems s'est quelque peu émoussé chez beaucoup d'agents. Sincèrement, je fais partie de cela. Je crois que nous devons continuer à pousser le gouvernement dans cette direction. L'Etat devrait, de manière périodique, avec ses moyens propres, essayer d'augmenter les salaires progressivement pour tendre vers la suppression des per diems. C'est quelque chose qu'il pourrait négocier avec les partenaires technique et financier au développement. Nous serions simplement pris en charge pour l'hébergement et l'alimentation. L'état supporterait le transport. La politique de l'organisation des rencontres quelle que soit la nature, serait clairement définie et applicable à tous. Les arrêtés et décrets que les états prennent pour réguler voire supprimer les per diems seront difficilement applicables s'ils ne sont pas assortis de mesures compensatoires adéquates. Le principe d'indemniser les frais induits par le voyage de tout travailleur est universel et bien règlementé par toute institution publique ou privée qui emploie du personnel. Ce qui est décrié ici c'est l'excès résultant d'une tendance au détournement de ce principe à des fins mercantiles. Ainsi, même s'il est vrai que cette pratique, dans sa forme actuelle, nous vient des pays développés, la manière dont elle est appliquée chez nous est en train de gêner dramatiquement le travail et de créer une culture mercantile que nous ne connaissions pas. Les Etats ont certes le plus grand rôle pour réguler ce phénomène et mettre fin aux dérives constatées, mais nous travailleurs du secteur de la santé également, devront y contribuer de manière significative pour donner le maximum de chance de réussite à ces mesures. C'est le sujet que je vais mettre sur la table à notre prochaine réunion du bureau exécutif de notre syndicat. Merci!» Ndew

V.

LES LIMITES DES SÉMINAIRES COMME MOYEN DE FORMATION CONTINUE

L'importance de la formation continue dans l'amélioration des compétences de tout travailleur est indéniable. Elle l'est d'autant plus pour les professionnels de la santé publique. C'est un métier complexe qui, en réalité, concerne tout ce qu'il convient de faire pour préserver la santé ou la restaurer à toute une population ou au moins à la majorité. Ainsi, les connaissances et les compétences que requière son exercice correct, sont énormes et changent constamment. La formation permanente en santé publique constitue ainsi l'investissement le plus important pour l'amélioration de la qualité des prestations des soins de santé. Cependant, l'absence de plan national pour bien organiser, rationaliser et harmoniser la formation continue du personnel de santé, a entrainé dans la plupart des pays en développement, africains en particulier, de nombreuses dérives. L'une d'elles est l'utilisation abusive des séminaires/ateliers comme le seul moyen de formation continue du personnel au détriment des autres méthodes.

Avant l'avènement des séminaires, les agents de santé étaient conscients de la nécessité de poursuivre leur formation tout au long de leur carrière. La motivation de chacun d'eux, pour améliorer ses propres qualifications et compétences, était évidente. Ils faisaient tout pour maintenir leur connaissances et compétences et s'organisaient mieux pour bien comprendre les nouvelles techniques et les nouveaux équipements ainsi que les nouvelles procédures de prévention et de prise en charge des maladies dans leurs lieux de travail. Chaque pays s'orientait vers la création de systèmes nationaux de formation permanente pour les professions sanitaires, suivant en cela les recommandations de l'OMS. La mise en œuvre de la stratégie des SSP dans les années 70s et celle de l'IB dans les années 90s, avaient offert, dans les pays, des opportunités inédites de développer des mécanismes de formation continue. Des initiatives d'élaboration de plans nationaux de formation continue commençaient à germer dans certains pays dont le Sénégal. Ces plans bien évidement devaient dans chaque pays, inclure une analyse situationnelle pour mieux cerner les besoins présents et futurs en formation continue du personnel de santé et les ressources disponibles pour les exécuter. Ces plans devaient s'intégrer dans les systèmes nationaux d'action sanitaire et d'éducation. Ils prévoyaient l'utilisation optimale des institutions de formation des pays (universités, instituts et écoles de formations en santé). L'émergence du phénoménal des séminaires, a complètement bouleversé tout ce processus en gestation pour organiser et rationaliser les formations continues. Il se trouve que les séminaires tels qu'ils sont organisés maintenant ne cherchent plus à répondre aux besoins de formation ressentis et exprimés par les professionnels de santé en rapport avec les problèmes prioritaires de santé qu'ils sont censés aider à résoudre. L'agent de santé et l'institution publique qui le gère ne sont plus eux-mêmes au cœur de la formation continue, mais plutôt les responsables des projets. Les espaces de formation continue comme les abonnements aux journaux scientifiques, les achats de livres, les stages pratiques, les visites de terrain, les guides et fiches techniques de formation, ainsi que l'organisation de rencontres scientifiques par les organisations professionnelles se sont faits de plus en plus très rares. La responsabilité de la formation continue du personnel est alors passée entre les mains de ceux qui peuvent payer les per diems. Dans sa forme actuelle, il n'y a même plus une grande distinction entre les séminaires et les réunions tout court. L'orientation mercantile a dominé ces dernières années l'organisation de ces types de rencontre avec la systématisation de leur tenue dans les grands hôtels, le payement des per diems et les autres avantages. On constate, en plus, que ce sont toujours les mêmes prestataires que ces séminaires continuent de cibler. En agissant de la sorte, les séminaires ont ainsi créé un climat de mésentente voire d'animosité entre agents de même service. Ceux qui n'en bénéficient pas du tout ou très peu sont frustrés et démotivés. Les responsables qui se désignent ou se font designer chaque fois sont discrédités.

Ces séminaires intempestifs ciblent inconsciemment les mêmes domaines que l'on répète régulièrement. Tous les séminaires évoquent, d'une manière ou d'une autre, la satisfaction des besoins en développement des capacités des prestataires à tous niveaux et particulièrement au niveau opérationnel. Leur efficacité dans ce cadre commence à être fortement mise en cause. Les donateurs soupçonnent, de plus en plus, le bien-fondé de la pléthore des séminaires que l'on organise un peu partout. Ces séminaires contribuent au disfonctionnement du système de santé qu'ils étaient censés renforcer. Certaines études sont aujourd'hui financées pour évaluer la pertinence des per diems mais elles visent, chemin faisant, les séminaires qui représentent la justification légitime de leur paiement. Ainsi, indirectement, le foisonnement des séminaires est décrié tout autant que le sont les per diems qui leur sont associés. En plus de leur nombre pléthorique, la qualité des séminaires s'est beaucoup effritée. Ils sont moins bien préparés, la qualité du matériel pédagogique utilisé tout comme la programmation et l'animation ne répondent plus au standard qu'ils avaient à leur début. Ces formations ne sont plus évaluées. Même l'évaluation «à chaud» en fin de formation, pour recueillir l'opinion des formés sur l'action de formation à laquelle ils viennent de participer, ne se fait plus. La formation continue par les séminaires en tant qu'investissement et non en tant que dépense des projets, semble avoir atteint ses limites. Ses effets et impacts attendus sur la performance des services ou mieux sur l'amélioration de la santé des populations, ne sont plus évidents. L'évaluation de ces aspects est fondamentale pour le maintien dans sa forme actuelle des séminaires de formation continue. Guy Le Boterf, jetant un regard « aiguisé » sur l'évaluation de la formation –investissement, fait observer à juste raison que cette évaluation peut se faire à plusieurs niveaux. Elle peut être d'abord une mesure des connaissances en fin de programme de formation. Elle peut aussi consister en une étude basée sur la modification des comportements des professionnels pour apprécier comment les connaissances acquises se sont traduites en comportements professionnels observables dans les situations de travail. Elle peut être encore suivie par des paramètres « physiques » d'exploitation. Elle peut enfin, être une évaluation économique de son impact sur la rentabilité globale de l'investissement (Guy Le Boterf, 1990)[21].

Le séminaire tel qu'il est conçu de nos jours est loin de pouvoir satisfaire aux besoins évolutifs immenses en formation continue du personnel de santé. La place et le poids qui lui sont donnés dans les projets et programmes de santé publique sont excessifs et devront être revus à la baisse. Le fait de centrer l'essentiel des interventions de ces projets et programmes sur les séminaires de formation a montré ses limites voire ses effets contre productifs. Pour ne pas laisser les per diems détruire ce formidable outil de formation

[21] Guy Le Boterf, comment évaluer les effets des actions de formation dans les entreprises ? in Personnel ANDCP, n° 311, 1990

continue qu'est le séminaire, les responsables des projets, les partenaires au développement, les gestionnaires gouvernementaux et les ONGs devront trouver des alternatives à sa pratique actuelle minée par les per diems et autres avantages matériels décriés un peu partout. La formation permanente du personnel de santé est une nécessité absolue. Il faut trouver des approches alternatives innovantes pour remplacer ou améliorer les séminaires. Le retour à l'orthodoxie en matière de formation continue et l'utilisation à bon escient des nouvelles technologies de l'information et de la communication, semblent dessiner la voie du futur dans ce domaine.

VI.

L'APPORT DES NOUVELLES TECHNOLOGIES DANS LA FORMATION CONTINUE

La formation continue du personnel de santé bénéficie déjà comme tous les secteurs de développement d'un apport impressionnant des nouvelles technologies de l'information et de la communication (NTIC). Elles sont devenues aujourd'hui incontournables pour tous les processus visant le développement économique, socio-culturel et également sanitaire. L'introduction des nouvelles technologies de l'information et de la communication dans le système éducatif est une des révolutions importantes des temps modernes. Elles ont, de manière générale, un énorme potentiel en santé publique. Les pratiques au quotidien de cette discipline reposent, en effet, sur des informations de qualité, précises, fiables, complètes et accessibles en temps opportun à une variété d'utilisateurs. Les NTIC offrent tout cela aux agents de santé publique et aux bénéficiaires-cibles des services de santé préventifs, curatifs et promotionnels. L'utilisation correcte des NTIC permet d'accéder rapidement à une quantité énorme d'informations de qualité provenant de plusieurs sources de données. De nombreux champs d'application des NTIC dans le secteur de la santé émergent incluant la télémédecine, les technologies mobiles et la technologie numérique. Elles rendent les images visuelles et les voix plus accessibles, à travers la radio, la télévision, la vidéo, les lecteurs de disques portables et l'Internet. Tous ces moyens offrent des possibilités énormes de partager des idées, des connaissances, des expériences et des perspectives. Tout ce qu'il faut pour asseoir une bonne formation continue. Selon l'OMS, le secteur de la santé a toujours compté sur les NTIC. Elles représentent l'épine dorsale des services de santé pour prévenir, diagnostiquer et traiter les maladies et les blessures, et aussi pour assurer la formation continue du personnel. Les vingt dernières années ont vu une révolution unique d'offrir les méthodes de communication les plus rapides et les plus variées. Aujourd'hui, la technologie médicale mobile sauve des milliers de vies à travers le monde. Les pays africains, en dépit de l'inégalité d'accès aux NTIC dont ils souffrent, sont presque tous confrontés à une lutte difficile certes, pour rattraper leur retard dans l'utilisation des NTIC dans les divers domaines de la santé publique afin d'accélérer la réalisation de leurs objectifs prioritaires de santé. Divers professionnels de la santé publique, y compris les décideurs, les chercheurs, les formateurs et les gestionnaires, utilisent de plus en plus les NTIC pour améliorer leurs performances et leur efficacité dans de nombreux pays africains. Une révolution efficace du cyber-santé se déroule actuellement en Afrique en raison de l'expansion phénoménale de la technologie des smartphones dans un continent où le nombre d'utilisateurs de téléphones est estimé à environ 281 millions (ELLES, 2012)[22]. Toutefois, l'utilisation d'Internet est encore relativement faible. Plusieurs expériences pilotes sont menées dans de nombreux pays africains.

La formation continue du personnel de santé s'inscrit dans la formation tout au long de la vie et va de plus en plus

---

[22] ELLES, Abstract for the Key Note Conf. on ICT for PH in Africa, ICT for Public Health in Africa: status, Challenges and Perspectives, *Key-note-speaker* in ELES Conference 2012, Dakar, Sénégal

s'appuyer sur ces NTIC. Ces dernières offrent des avantages insoupçonnés jusque-là dans ce domaine. Sans vouloir trop les inquiéter, l'ère des chasseurs de per diems tire à sa fin. Les besoins en formation continue ne feront que s'accroître d'année en année. Les séminaires présentiels trop coûteux, à tout point de vue, ne seront plus les solutions appropriées pour satisfaire ces besoins. Il se trouve en plus qu'au même moment les NTIC, en permettant de standardiser les tâches de routine, mettent la barre des compétences requises des plus élevées dans tous les secteurs, y compris celui de la santé publique. A titre d'illustration de ce qui va arriver bientôt dans les pays du sud, on pourrait dire que l'équivalent de l'Agent de Santé Communautaire (ASC) de demain y sera un médecin généraliste. C'est déjà le cas dans les pays du nord où les premiers contacts avec le système moderne de santé est assuré par des médecins généralistes encore appelés médecins de famille. Les emplois non-qualifiés et qualifiés qui s'occupaient de tâches maintenant automatisés comme la prise des constantes, sont maintenant occupés par les machines. Ils sont en train de disparaître petit à petit dans la plupart des pays développés et le seront dans les pays en développement. Dans presque tous les pays développés, les prestataires de soins santé primaires peuvent consulter à distance et confortablement en se connectant aux patients et aux meilleurs spécialistes n'importe où dans le pays. Ils peuvent accéder aux innovations et aux meilleures pratiques en santé étant dans leur bureau, chez eux où ils reçoivent, en temps réels, les constantes mesurées avec la plus grande précision. Ceci réduit les besoins de consultation en face à face effectuées au niveau de la formation sanitaire. Cette consultation à distance permet également l'échange efficace de messages et de fichiers en temps réel (rayons X, images et notes cliniques). L'auto formation s'impose à tous les professionnels pour avancer dans la hiérarchie de leur profession. La projection de Carl Benedikt d'Oxford prévoyait que 47% des emplois en Amérique seraient susceptibles d'être automatisés. De plus en plus de chercheurs s'inquiètent de la montée d'un «chômage technologique» lié au remplacement de travailleurs par des robots (Pierric Marissal, 2014)[23]. Les compétences que devront acquérir les professionnels du secteur de la santé de demain, par eux-mêmes, grâce à l'enseignement à distance, seront en rapport avec des capacités réflexives, créatives, managerielles et de leadership. L'étude d'Oxford, citée ci-dessus, révèle que les métiers de Télé-marketeurs, d'analystes, de secrétaires, de dockers, d'employés de banque, de réceptionnistes, d'arbitres sportifs, de chauffeurs, de caissiers, de comptables, d'ouvriers assembleurs et bien d'autres, ont une très forte probabilité, supérieure à 95%, d'être remplaçables par des machines (Carl Benedikt et al., 2013)24.

Une nouvelle ère est en train d'émerger et nous voyons déjà des progrès impressionnants dans la technologie des soins de santé avec le logiciel de cloud d'entreprise aux nanobots. Il ne s'agira plus d'enseigner mais plutôt de créer l'envie d'apprendre et d'orienter l'apprenant vers les bonnes sources. Jonathan Govette, Directeur Exécutif et fondateur «ReferralMD », révèle dans son site que bien que les nanobots soient loin d'être utilisés aujourd'hui, l'avenir très proche arrivera où ces petits robots pourront fonctionner comme nos propres globules blancs et détruire les bactéries et autres agents pathogènes dans le sang de leurs porteurs. Ces robots en miniature fonctionneraient comme leurs

---

23 PIERRIC MARISSAL, 47 % des emplois seraient automatisables d'ici 20 ans in HTTP://WWW.HUMANITE.FR/47-DES-EMPLOIS-SERAIENT-AUTOMATISABLES-DICI-20-ANS-549348

24 Carl Benedikt Frey and Michael A. Osborne, the future of employment: how susceptible are jobs to computerization?* September 17, 2013, Oxford University, UK

équivalents, en temps réel, avec leurs propres capteurs et systèmes de propulsion, et pourraient effectuer de petites tâches comme la délivrance de chimiothérapie, 1000 fois plus puissants que l'utilisation de médicaments et ne causeraient pas autant d'effets secondaires chez les patients que les traitements actuels *(Jonathan Govette, 2015)*[25].

Les besoins en formation continue des professionnels de la santé vont ainsi non seulement aller en s'accroissant de jour en jour mais également faire appel à des solutions qui, de plus en plus, ne nécessiteront plus la présence d'un formateur mais plutôt la motivation de l'apprenant et son accès aux NTIC. *Selon Robert A. Freitas Jr, un éminent chercheur de l'«Institute for* «Molecular Manufacturing» *à Palo Alto, en Californie, aux Etats Unis, la nanomédicine offre la perspective de nouveaux outils puissants pour le traitement des maladies et l'amélioration des systèmes biologiques humains. Il considère que les modèles théoriques pour les globules rouges mécaniques artificiels* «respirocytes», les plaquettes mécaniques artificielles ; «clottocytes», les phagocytes mécaniques artificiels de taille microscopique, appelés «microbivores», constituent une grande classe de nanorobots médicaux destinés à être déployés bientôt chez des patients humains. Ils peuvent transporter de l'oxygène, détruire les bactéries, créer des caillots de sang pour les plaies et réparer des cellules. Le potentiel de faire remplacer les prestataires au bas de l'échelle par des robots s'accroit dans tous les secteurs et celui de la santé ne sera pas épargné. Ces prestataires, pour leur propre survie dans le système de santé, seront obligés d'accroître constamment leur connaissance et leurs compétences pour répondre aux nouveaux besoins, non couverts par les robots, qui vont émerger. La technologie a

---

[25] **Jonathan Govette**,.Founder/CEO at ReferralMD in https://getreferralmd.com/2015/02/the-10-biggest-innovations-in-health-care-technology-in-2015/

toujours changé l'emploi, mais la montée de la robotique et de l'intelligence artificielle pourrait le transformer au-delà de toute attente.

Le secteur de la santé publique est également concerné par cette introduction de l'intelligence artificielle, de la robotique, de la nanotechnologie et des objets connectés. Beaucoup de métiers dédiés principalement à la prise des constantes et à la surveillance des patients vont être supprimés. L'automatisation de certaines fonctions et la surpression des métiers qui leur étaient dévolus, vont créer la nécessité de se former en continue pour acquérir de nouvelles compétences. Les professionnels, dans l'optique d'améliorer leur plan de caractère et d'être compétitifs, sont tenus de monter en compétences ou de compléter leurs connaissances afin d'accéder à de nouvelles fonctions faisant appel à des thèmes ou pratiques non appris initialement. Les tâches de conception vont dominer le marché de l'emploi avec l'automatisation des tâches de routine et l'émergence de l'intelligence artificielle, la robotique dans la santé et les objets connectés. Ils vont bientôt remplacer, dans bien des cas, le personnel paramédical. Les objets connectés vont collecter et transmettre, en temps réel, à plusieurs prestataires situés, à des centaines voire des milliers de kilomètres, les données relatives au suivi de l'évolution des traitements et de la maladie elle-même. Le gain en temps, en économie, en sécurité et en précision est énorme avec de tels moyens. A cela s'ajoute la conception assistée par ordinateur (CAO) qui permet l'impression 3 D ou impression tridimensionnelle des objets. Le domaine de la médecine en profite déjà et en profitera grandement dans le futur. La CAO permet la création d'un matériau semblable à un os ou encore la création de prothèses et implants (hanches artificielles, appareils dentaires et auditifs personnalisés) et exosquelettes personnalisés et même l'impression des cellules souches (nerveuses, musculaires, osseuses) sur des zones lésées. Le premier médicament imprimé en 3D a été commercialisé aux États-Unis en avril 2016 (Wikipédia, 2017)[26]. Depuis l'aube des temps, l'homme a toujours voulu vivre pour toujours. Le rêve des chercheurs est de voir un jour ceci devenir une réalité avec des entreprises comme Google et *«The Brain Preservation Foundation»* qui sont à la recherche de moyens d'étendre la vie en guérissant les maladies, en préservant nos cerveaux en stagnation ou en les sauvegardant dans des ordinateurs ou dans un autre cerveau[27]. Toutes ces innovations sont essentielles à la formation continue et sont également, de nos jours, accessibles gratuitement par le biais de ces mêmes technologies. Et c'est cela qui est extraordinaire et qui permet une démocratisation, sans précédent, de l'accès à la connaissance.

Le développement prodigieux des NTIC, surtout des solutions numériques dans le secteur de la santé et l'insuffisance dans la formation du personnel de santé dans ce domaine, ont amené des mécènes en la matière à développer ce que l'on appelle les *«Massive Open Online Courses»* ou MOOC, accessibles gratuitement en ligne. Un MOOC, qui pourrait se traduire par «cours en ligne ouvert massivement à des multi-apprenants» est, selon Jean Marie Guilliot, enseignant-chercheur en informatique, un cours ouvert à tous, chacun pouvant s'y inscrire à son gré. Il encourage des échanges entre les pairs qui deviennent la forme primaire de l'apprentissage fondé sur l'auto-apprentissage. Il s'appuie sur la connectivité et des interactions qui peuvent être synchrones ou asynchrones (J.M. Gilliot, 2014)[28]. Les MOOC se sont développés

---

26 Impression 3 D, Encyclopédie Libre WIKIPEDIA, page mise à jour le 9 juin 2017, https://fr.wikipedia.org/wiki/Impression_3D

27 The Brain Preservation Prize: A challenge to cryonicists, a challenge to scientists http://www.brainpreservation.org/

28 Jean Marie Guilliot, Qu'est-ce qu'un MOOC ? publié 02/12/2014 in http://eduscol.education.fr/numerique/tout-le-numerique/veille-

parallèlement aux innovations technologiques pour embrasser tous les secteurs dont celui de la santé. Mieux, les MOOC mettent à la disposition des personnels de santé néophytes en informatique, des programmes de formation initiale et continue d'initiation à la e-santé dont la finalité est d'enrichir la culture numérique des acteurs du système de santé. De nos jours, on compte par milliers les acteurs des secteurs de la santé qui participent, sans bourse déliée, à ces formations gratuites en ligne. Beaucoup d'institutions à travers le monde ont développé des plateformes qui offrent des formations numériques continues en ligne.

---

education-numerique/archives/2012/cours-en-ligne-gratuit-ouvert-tous

VII.

L'AVENIR DES SÉMINAIRES DE FORMATION CONTINUE DU PERSONNEL DE SANTÉ

Les changements majeurs qui interpellent les systèmes de santé des pays en développement, africains en particulier, exigent le développement continu des capacités de leur personnel. C'est l'une des conditions essentielles à l'application efficace de solutions appropriées pour la réalisation des objectifs prioritaires de développement sanitaire qu'ils se sont fixés. Ceux du développement durable en rapport avec la santé et l'assurance de la couverture sanitaire universelle des populations, semblent, de nos jours, être les plus préoccupantes dans tous les pays en développement. Ces pays sont particulièrement caractérisés par un lourd poids de l'héritage colonial, une absence de mécanismes de sécurité sociale (Didier Gobbers et Éric Pichard, 2000) [29]. A cela s'ajoutent une insuffisance des moyens humains et financiers, une faible performance de leurs systèmes de santé, et une forte croissance démographique (Dominique Kerouedan et Martine Audibert,

[29] Didier Gobbers et Éric Pichard, L'organisation du système de santé en Afrique de l'Ouest, ADSP n° 30 mars 2000, file:///C:/Users/Issakha%20Diallo/Downloads/ad303542%20(1).pdf

2015)"[30]. Le développement du capital humain y est ainsi au cœur de tous les processus visant l'amélioration de la santé des populations. Les initiatives financières de la communauté internationale comme le Fonds mondial de lutte contre le sida, la tuberculose et le paludisme, l'Alliance mondiale pour la vaccination et l'immunisation (GAVI) et les financements innovants publics et privés du secteur, accordent, de nos jours, une attention toute particulière à cet aspect fondamental du renforcement des systèmes. C'est ce qui explique en grande partie les sommes importantes allouées à la formation continue du personnel de santé dans les budgets des projets et programmes de santé financés, pour une large part, par l'aide au développement. L'utilisation de ces sommes dédiées à la formation n'a pas encore atteint les résultats escomptés. Il n'y a pas, de nos jours, une documentation claire et précise sur l'impact de ces formations continues sur la résolution des problèmes de santé des populations africaines qu'elles étaient censées aider à résoudre. On a comme l'impression que ce sont les mêmes thèmes qui reviennent chaque année. Les plus fréquents sont ceux en rapport avec la planification, le genre, la gestion, la gouvernance, l'économie, la démographie, le suivi et l'évaluation. Très peu d'enseignements sur les maladies, leurs déterminants, le diagnostic et la prise en charge préventive et thérapeutique, sont dispensés à travers ces séminaires. Ces derniers semblent davantage se focaliser sur les préoccupations spécifiques des projets, souvent très localisés, et non sur les besoins globaux de formation continue qui découleraient d'une analyse de tout le système de santé. Ces séminaires soulèvent beaucoup de problèmes dont les plus courants sont discutés dans les chapitres ci-

[30] Dominique Kerouedan et Martine Audibert, Le développement sanitaire en Afrique francophone, la revue géopolitique, 25 septembre 2015, http://www.diploweb.com/Le-developpement-sanitaire-en.html

dessus par Ngor et Ndew. Ils posent ainsi la problématique de leur futur. Avec le développement fulgurant des NTC signalé plus haut, il est indéniable que l'enseignement à distance va prendre le dessus sur les séminaires/ateliers organisés à coût de milliers de dollars dans les grands hôtels de luxe. Ce mode d'organisation de la formation continue n'est pas soutenable par les Etats des pays en développement, africains en particulier. Ces dépenses ne vont pas cesser à l'arrêt des financements extérieurs, encore importants, des projets et programmes prioritaires de santé. Les financements locaux, gouvernementaux ou privés, ne pourront point les supporter. Or, ces ressources locales vont dans un avenir proche, être essentiellement orientées vers le développement du capital humain. Ce capital apparait plus que jamais comme le passage obligatoire vers le développement du continent. *«Un continent qui embrasse la paix, la sécurité, le développement et la démocratie, peut maintenant attirer son attention sur le développement humain ; des ressources peuvent enfin être utilisées pour promouvoir la sécurité humaine et les ressources naturelles et physiques de l'Afrique, et le capital humain peut maintenant être orienté vers l'avancement social et la gestion de l'économie devient critique»* soulignait avec pertinence, Barney Pityana de l'université d'Afrique du Sud (Barry P. 2004)[31]. La formation professionnelle continue sera dans les pays du sud comme cela est déjà bien établi dans ceux du nord, de plus en plus financée principalement par l'État, ses démembrements (les collectivités locales), les entreprises privées locales et surtout les individus eux-mêmes. Elle va davantage se situer au cœur de la gestion des ressources humaines et représenter un des leviers essentiels pour en tirer le maximum de bénéfice. Elle va ainsi bénéficier grandement des NTIC comme signalé plus haut. La mise à disposition de

[31] N Barney Pityana, OPEN DISTANCE LEARNING IN AFRICA: access, quality, success, Pretoria, 30 January 2004.

programmes gratuits de formation à distance va se multiplier. Ils vont se substituer aux séminaires résidentiels pour permettre une formation continue destinée à la promotion professionnelle de travailleurs et de demandeurs d'emplois éloignés des villes universitaires.

VIII.

CONCLUSION

La formation professionnelle continue, comme nous l'avons signalé tout le long de ce travail, est une pratique indispensable à tout professionnel et particulièrement aux travailleurs du secteur de la santé publique. Le domaine couvert par cette discipline, nous ne le dirons jamais assez, est très vaste, très complexe et est fortement influencé par tous les changements qui surviennent dans la vie des individus et des communautés. Préserver, protéger, promouvoir et restaurer la santé au niveau d'un groupe d'individus, d'une communauté ou de tout un pays voire plus, requière des connaissances et des compétences qu'il convient de mettre à jours en permanence. Elle touche toutes les dimensions de la santé, administrative, politique, sociale, environnementale et économique. La formation continue des professionnels de ce secteur constitue ainsi une condition sine qua non d'assurance de leur performance et de leur efficacité dans le temps. Elle constitue pour les pays en développement, africains de surcroît, une grande opportunité pour compenser les défaillances souvent constatées dans la formation initiale ou le maintien des compétences acquises au cours de celle-ci. Elle devrait, pour cette raison, bénéficier d'un maximum d'attention, de flexibilité et de moyens de la part de gouvernants. Elle est au contraire bien souvent négligée et laissée au bon vouloir des projets supportés par les partenaires techniques et financiers. Dans de nombreux pays, elle ne figure pas encore dans la stratégie des gouvernements. C'est pourquoi les séminaires résidentiels dans les grands hôtels très coûteux, actuellement utilisés pour assurer ces formations, ont pris la tournure évoquée dans ce livre qui en déteint la valeur fondamentale. Le séminaire n'est pas une fin en soi mais simplement un moyen. A ses débuts, il était très approprié pour consolider ou développer les compétences effectivement nécessaires au personnel opérant aux différents niveaux des systèmes de santé publique.

Le paiement des per diems, vécu au début comme une faveur inattendue et hautement appréciée par le personnel, est de nos jours perçu comme un droit. Des séminaires de formation importants ont ainsi été annulés parce que simplement le per diem proposé par les organisateurs était jugé insuffisant par les participants. Des travailleurs ont boudé des formations, au demeurant très importantes pour leur travail, parce qu'il n'y avait pas de per diem. Ces comportements inappropriés et les nombreux autres évoqués ci-dessus, ont fait que finalement le per diem, qui dans le principe est tout à fait normal et légitime, est décrié par les partenaires qui financent ces séminaires. Il est en train de bouleverser toute la pratique de la formation continue et constitue une véritable menace de cette pratique essentielle au renforcement des systèmes de santé. Des preuves anecdotiques et systématiques provenant de nombreux pays et de projets, suggèrent que l'abus de per diems devient la règle plutôt que l'exception (Guy Nkamleu, 2014)[32]. L'article fait valoir que, bien que les indemnités journalières soient dans de nombreux cas justifiées de paiement, les pratiques

[32] Guy Blaise NKAMLEU1 and Bernadette Dia KAMGNIA2 Uses and Abuses of Per diems in Africa: A Political Economy of Travel Allowances, Working Paper No. 196 February 2014, African Development Bank Group, Tunis, Tunisia.

actuelles passent d'une partie de la solution à devenir une partie du problème (Guy Nkamleu, 2014)[33].

L'idéal serait alors d'affranchir la formation continue des séminaires tels que conçus et mis en œuvre de nos jours dans les pays en développement. Pour améliorer la situation et changer cette orientation contreproductive, la formation continue des professionnels de la santé doit être prise en compte dans les budgets des ministères de la santé et exécutée comme un service public. Elle devra aussi s'appuyer sur les nouvelles technologies de l'information et de la communication. C'est un élément essentiel du renforcement des systèmes de santé et il faut la considérer come telle. La formation professionnelle continue doit entrer, en effet, dans le cadre de l'emploi et de l'employabilité, avant toute chose, des agents publics et privés. Elle doit être bien organisée et répondre à une politique clairement définie. Les aspects relatifs à l'indemnisation pour les frais induits, très sensibles, doivent être eux aussi être explicités et reflétés dans les procédures de gestion des ressources humaines de toute organisation. Elle doit absolument s'adosser sur les nouvelles technologies qui deviennent de plus en plus accessibles dans les pays en développement, notamment africains. Le monde de demain sera de plus en plus informationnel et un nombre croissant d'activités pourra s'effectuer à distance : télétravail, télé-éducation, télé-tourisme, télé-achat, télé-expertise...à condition de disposer partout de moyens de communication adéquats (Cnes magazine, 2001)[34]. On assiste depuis quelques années à des télé-staffs qui se déroulent sous forme de visio-conférences pour échanger sur divers aspects qui

---

33 Guy Blaise NKAMLEU1 and Bernadette Dia KAMGNIA2 Uses and Abuses of Per diems in Africa: A Political Economy of Travel Allowances, Working Paper No. 196 February 2014, African Development Bank Group, Tunis, Tunisia.

34 Cnes magazine, avril 2001

peuvent entrer dans le cadre de la formation continue. La téléformation ou télé-éducation offre un service de formation à des professionnels de santé qui peuvent avoir accès à un savoir-faire ou à des connaissances, quelle que soit leur localisation. Les apprenants en chirurgie peuvent assister à des opérations sans être physiquement présents dans la salle d'opération, ce qui résout certains problèmes d'hygiène et d'organisation de l'espace opératoire. La téléformation répond à un besoin de formation continue, aujourd'hui indispensable pour le personnel médical. La formation continue «est devenue aujourd'hui une nécessité si ce n'est une obligation». Ce système rend la formation plus souple et plus disponible et permet l'accès à la formation quels que soient le moment et le lieu. De plus, il s'avère que chaque session de téléconsultation est formatrice dans la mesure où elle comporte une part de transfert de compétences entre l'expert qui donne un avis et le médecin traitant. La téléformation offre également un accès à la littérature internationale et permet d'étudier de nouvelles technologies et d'effectuer un entraînement virtuel. L'accès aux banques de données (protocoles de soins, médicaments, toxicologie) et aux banques d'images, enrichit la connaissance du médecin de ville dans son cabinet, comme le praticien à l'hôpital. Ce système peut être utilisé pour réaliser une base de données médicale consultable par tous et à tout moment sur Internet (Jean Cluzel)[35]. Les satellites sont en train de devenir des acteurs précieux de désenclavement numérique et des accélérateurs de développement des régions les plus reculées dans les pays développés comme dans ceux moins

---

[35] Jean CLUZEL et al., l'apport des nouvelles technologies de l'information et de la communication au service de la santé en Afrique dans le cadre du NEPAD (nouveau partenariat pour le développement de l'Afrique), MINISTÈRE de la santé et de la prévention du Sénégal, l'association éducation-santé, le CNES, le MEDES et la SONATEL, sous l'égide de la FISSA (force d'intervention sanitaire satellitaire auto portée) (rapport non daté)

industrialisés (Cnes magazine)[36]. Les formations continues résidentielles à travers des séminaires vont devenir bientôt l'exception avec le développement progressif des différentes formes de l'enseignement à distance. C'est cela qui va sauver la formation continue dans les Etats en développement, africains en particulier. De toute façon, les gouvernements et les entreprises privées locaux seront obligés de les prendre en charge dans le cadre de la gestion de leurs ressources humaines.

---

[36] Cnes magazine, n°12, avril 2001.

GLOSSAIRE TERMES TECHNIQUES SPÉCIFIQUES UTILISÉS

Concept	Signification
Apprenance	L'apprenance est un néologisme qui définit une attitude et des pratiques individuelles et collectives. C'est la volonté de rester en phase avec son écosystème. Elle exprime une volonté d'apprendre et d'apprendre ensemble à quatre niveaux: individuel, organisationnel, inter-organisationnel et sociétal. C'est la démarche utilisée par les organisations apprenante. L'apprenance décrit un ensemble de dispositions chez l'individu **apprenant**, affectives, cognitives et conatives, favorables à l'acte d'apprendre, dans toutes les situations formelles ou informelles, de façon expérientielle ou didactique, autodirigée ou non, intentionnelle ou fortuite". L'apprenance permet de s'enrichir de sa propre réflexion dans l'action, des découvertes des uns et des autres,

	des enseignements en groupe, de fluidifier la circulation de l'expérience, et de s'adapter aux changements. C'est travailler en transparence dans des réseaux transverses formels ou informels. Pratiquer l'apprenance est une question de survie. Dans un environnement de plus en plus changeant et évolutif, l'entreprise doit apprendre à se mouvoir. Elle est comparable à un organisme vivant dont l'existence biologique est faite d'interactions. Les différences sont et font sa richesse, la créativité se développe, l'intelligence collective émerge.
Atelier	Dans le sens où il est utilisé dans le cadre de la formation continue, le mot est presque synonyme de séminaire. Cependant, au sens étymologique, un atelier renvoie à un lieu ou une activité ayant pour vocation la fabrication, la réalisation de quelque chose. On parle de l'atelier du tailleur, du menuisier et autre. C'est ainsi que l'on parle au sens figuré de l'atelier d'élaboration d'un plan, d'un guide, d'un manuel ou autre élaboration du genre. Ce processus inclus bien souvent une dimension d'apprentissage, de formation pratique ou d'échange d'idée. Il peut aussi signifier simplement, une réunion au cours de

	laquelle un groupe de personnes s'engagent dans une discussion intensive et une activité sur un sujet ou un projet particulier. C'est l'acception du terme la plus utilisée dans le cadre de la formation continue et s'assimile à groupe d'étude, groupe de discussion, séminaire, classe, groupe de soutien.
Coaching	Le coaching est une forme de développement dans lequel une personne appelée «entraîneur ou coach» appuie un apprenant ou un client pour atteindre un objectif personnel ou professionnel spécifique en fournissant une formation, des conseils et des guidances. L'apprenant est parfois appelé «coaché ». Parfois, le coaching peut signifier une relation informelle entre deux personnes, dont l'une possède plus d'expérience et d'expertise que l'autre et offre des conseils et une guidance à ce moment-là. Mais le coaching diffère du mentorat en se concentrant sur des tâches ou des objectifs spécifiques, par opposition à des objectifs plus généraux ou à un développement global.
Conférence	Dans sa conception la plus acceptée dans le cadre de la formation continue, la conférence signifie un

	entretien, une conversation, une discussion entre deux ou plusieurs personnes sur un sujet d'importance (considéré comme tel). Elle est une confrontation d'idées (scientifiques ou médicales, philosophiques, politique…) sur un sujet jugé d'importance par les participants. Et c'est en cela qu'elle est formatrice. C'est pourquoi, son organisation est généralement formelle ; elle rassemble un ou plusieurs intervenants (spécialistes) et leurs contradicteurs ou citoyens ou représentants de la société civile dans certaines conférences (conférence citoyenne, conférence de consensus). Certaines conférences se répètent régulièrement (*conférences budgétaires* par exemple) ou sont dites « *conférence permanente* » quand leur objet est destiné à être régulièrement évalué et questionné Elle peut aussi signifier une leçon donnée dans une grande école, une université (conférence magistrale). Une conférence peut aussi être un exposé public fait à des journalistes par une ou plusieurs personnalités traitant de leurs activités, opinions, ou projets et répondant aux questions posées; on parle alors de conférence de presse.

Congrès	Le congrès est défini dans le cadre de la formation continue qui nous concerne ici comme étant une assemblée de personnes appartenant à un même pays ou de pays différents, qui se réunissent pendant une courte période pour délibérer sur un sujet commun (études, profession, questions scientifiques, etc.). *Congrès annuel, international, mondial, national, professionnel; organiser des congrès, se réunir en congrès* Il peut aussi signifier en politique, une réunion de membres d'un parti politique pour débattre et statuer sur la vie du parti et prendre des décisions importantes qui engagent le parti au niveau statutaire. En matière législative, en France notamment, il signifie une réunion de l'Assemblée nationale et du Sénat dans le but de réviser la Constitution lorsque le projet de révision n'est pas soumis au referendum.
Cybersanté	« La cybersanté c'est le management et le support à la santé au niveau national et international, par des communications interactives sonores, visuelles et de données. Ceci inclut les prestations de soins de santé de base, les consultations, l'accès aux centres et aux dépôts des connaissances, la gestion des établissements de santé, la formation

	de base, la formation continue, la recherche, la surveillance des maladies et la gestion des urgences.»
E-Santé	La e-santé ou santé numérique ou information numérique sur la santé recouvre les domaines de la santé qui font intervenir les technologies de l'information et de la communication (TIC). Le terme Santé est à prendre au sens large et comme l'OMS le souligne, ne concerne pas que les maladies et l'homme malade mais est aussi relatif à un état complet de bien-être physique, mental et social. Le développement de la e-santé s'appuie sur un domaine scientifique particulier, l'informatique médicale (ou informatique de santé), domaine qui a des liens étroits avec l'informatique mais dont les problématiques sont spécifiques au domaine santé. Pour l'OMS, l'e-santé se définit comme « les services du numérique au service du bien-être de la personne ». Elle se définit également comme « l'utilisation des outils de production, de transmission, de gestion et de partage d'informations numérisées au bénéfice des pratiques tant médicales que médico-sociales ». Elle ne se résume pas à la télémédecine et ne doit pas être assimilée au vaste ensemble des « TIC santé ».

	E-santé concerne alors des domaines comme la télémédecine, la prévention, le maintien à domicile, le suivi d'une maladie chronique à distance (diabète, hypertension, insuffisance cardiaque, etc.), les dossiers médicaux électroniques ainsi que les applications et la domotique, en passant même par la création de textiles intelligents.
Formation à distance	La formation à distance ou enseignement à distance comprend la formation ouverte et/ou à distance (FOAD). Elle désigne l'ensemble des dispositifs de formation à distance que cela soit les cours par correspondance, les MOOC ou les formations en ligne. Elle s'applique tant à la formation continue qu'à la formation initiale, tant de manière individuelle que collective. Ces formations utilisent de plus en plus les outils numériques et les moyens de l'Internet. C'est est un dispositif souple de formation organisée en fonction de besoins individuels ou collectifs (individus, entreprises, territoires). Elle comporte des apprentissages individualisés et l'accès à des ressources et compétences locales ou à distance.

Formation continue	La formation continue (formation continuée en Belgique) est un processus d'apprentissage qui permet à un individu d'acquérir des savoirs et savoir-faire nécessaires à l'exercice d'un métier ou d'une activité professionnelle. Ce processus est reconnu dans certains pays développés, comme un droit individuel inscrit dans le Code du Travail dont la mise en œuvre est liée au statut de la personne (exemple de la France). Ce type de formation concerne ceux qui sont rentrés dans la vie active et ont donc quitté la formation initiale (études). Elle permet aux personnes qui sont déjà dans la vie active de pouvoir continuer à se former pour améliorer leurs compétences et de s'adapter aux nouvelles technologies, pratiques ou méthodes appliqués en entreprise. Elle permet également la reconversion professionnelle. Celle-ci est donc proposée aux professionnels salariés, aux jeunes adultes et demandeurs d'emploi. Dans la mesure où la formation continue concerne des adultes et non plus des enfants, les chercheurs se sont demandé comment la pédagogie pouvait s'appliquer aux adultes. C'est ce qui a conduit certains penseurs à créer le terme d'andragogie.

Formation en ligne	La **définition** de l'Union européenne est : « l'e-learning est l'utilisation des nouvelles technologies multimédias de l'Internet pour améliorer la qualité de l'apprentissage en facilitant d'une part l'accès à des ressources et à des services, d'autre part les échanges et la collaboration à distance ».
Formation Permanente	La formation en ligne (France) ou apprentissage en ligne (au Canada) est l'e-formation ou l'***e-learning***, qui désigne l'ensemble des solutions et moyens permettant l'apprentissage par des moyens électroniques. La formation en ligne inclut de cette façon des sites web éducatifs, la téléformation, l'enseignement télématique, ou encore l'e-training, notamment. La formation en ligne est une des technologies de l'information et de la communication pour l'éducation (TICE), intégrée dans la cyberculture· C'est aussi un des éléments et enjeux de ce que certains, désignent comme le «cybermarché de la formation», marché évalué selon la commission européenne à plus de deux milliards de dollars en 2000. Près de 80% des ressources en ligne viennent aujourd'hui des États-Unis, pour les logiciels, de produits et services multimédias éducatifs destinés à la formation et à l'éducation, mais une

	part importante de ces services se construit hors des services marchands (dans les campus virtuels, les espaces virtuels européens du programme Socrates (Comenius, Erasmus, Minerva, Lingua, Grundtvig), ou par exemple via Moodle ou les outils de la Wikimédia et beaucoup d'autres initiatives dans le monde). • La définition de l'Union européenne est: «l'e-learning est l'utilisation des nouvelles technologies multimédias de l'Internet pour améliorer la qualité de l'apprentissage en facilitant d'une part l'accès à des ressources et à des services, d'autre part les échanges et la collaboration à distance». • La définition du Laboratoire de Soutien aux Synergies Education-Technologie (LabSET) est: *«apprentissage en ligne centré sur le développement de compétences par l'apprenant et structuré par les interactions avec le tuteur et les pairs».* Dans tous les cas, la méthode de formation/d'éducation permet théoriquement de s'affranchir de la présence physique d'un enseignant à proximité. En revanche, le rôle du tuteur distant apparaît, avec des activités de facilitateur et de médiateur. Dans le cadre d'un tutorat

	omniprésent, on parle alors de formation télé présentielle.
Forum	Assemblée, lieu de rendez-vous, programme de télévision, d'internet, etc. pour la discussion de questions d'intérêt public. Il peut aussi être un forum en ligne, forum Internet, forum Web et être organisé sur un espace de discussion asynchrone à partir d'un site web ou sur un service en ligne qui permet aux internautes d'échanger, de poser des questions ou de poster des réponses sur les thématiques proposées. Un forum peut être utilisé à des fins de marketing comme outil de support, comme outil de fidélisation pour un site éditorial ou comme «machine à fabriquer de la page vue» dans une logique de financement publicitaire. La mise en place d'un forum soulève des problèmes d'animation et de modération.
Intelligence artificielle	Il est défini par l'un de ses créateurs, Marvin Lee Minsky, comme « la construction de programmes informatiques qui s'adonnent à des tâches qui sont, pour l'instant, accomplies de façon plus satisfaisante par des êtres humains car elles demandent des processus mentaux de haut niveau tels que :

	l'apprentissage». C'est " l'ensemble de théories et de techniques mises en œuvre en vue de réaliser des machines capables de simuler l'intelligence humaine". L'intelligence artificielle correspond donc à un ensemble de concepts et de technologies plus qu'à une discipline autonome constituée. Souvent classée dans le groupe des sciences cognitives, elle fait appel à la neurobiologie computationnelle (particulièrement aux réseaux neuronaux), à la logique mathématique (sous discipline des mathématiques et de la philosophie) et à l'informatique. Elle recherche des méthodes de résolution de problèmes à forte complexité logique ou algorithmique. Par extension elle désigne, dans le langage courant, les dispositifs imitant ou remplaçant l'humain dans certaines mises en œuvre de ses fonctions cognitives. Ses finalités et son développement suscitent, depuis toujours, de nombreuses interprétations, fantasmes ou inquiétudes s'exprimant tant dans les récits ou films de science-fiction que dans les essais philosophiques (sources Wikipedia, Jun 2017)

Nanobot	C'est une machine (ou un robot automotrice hypothétique), très petite, construite à l'échelle nanométrique, spécialement celle qui possède un certain degré d'autonomie et pouvant se reproduire, toujours en phase de recherche et développement, avec des applications potentielles en médecine et en industrie. C'est une machine ou un robot qui peut manipuler des objets à l'échelle nanométrique avec une grande précision.
Nano-médecine	La nanomédecine, *«nanomedicine»* en anglais, est l'application médicale de la nanotechnologie et de la recherche apparentée. Elle couvre les domaines de l'administration de médicaments sous forme de nanoparticules et les possibles applications futures de la nanotechnologie moléculaire (MNT). L'idée de l'utilisation de nano médicaments est de modifier la distribution de la molécule active dans l'organisme, ce faisant il est alors théoriquement possible d'accumuler la molécule active sur ses sites d'actions pharmacologiques et de l'éloigner des sites sur lesquels elle pourrait avoir des effets non désirés ou effets secondaires. Les nano

	médicaments, en plus d'améliorer l'efficacité du traitement, permettent aussi dans une certaine mesure d'améliorer le diagnostic, car ils peuvent apporter un élément détectable sur une zone d'intérêt comme une tumeur par exemple. Lorsque diagnostic et thérapeutique sont couplés dans le même système, on parle de ***théranostique***. Les domaines d'applications des nano médecines en santé sont très variés, la cancérologie est un des domaines où l'on trouve le plus d'applications du fait des possibilités de ciblage, ou vectorisation, des tumeurs offertes par les nanoparticules. Les objets thérapeutiques utilisés en nano médecines ont une taille inférieure au micromètre et bien souvent inférieure à 200 nanomètres (200 milliardièmes de mètre). On trouve par exemple des nanoparticules, des nano capsules, des liposomes, des micelles, qui sont issus des nanotechnologies. En raison de leur taille nanométrique, les nanoparticules peuvent facilement franchir des barrières et s'intégrer d'une façon unique avec des systèmes biologiques.
Neuro-technologie	La neurotechnologie est une technologie qui a une influence fondamentale sur la façon dont les

	gens comprennent le cerveau et divers aspects de la conscience, de la pensée et des activités d'ordre supérieur dans le cerveau. Elle inclut également les technologies visant à réparer, voire à améliorer, le fonctionnement du cerveau ainsi que celles qui permettent aux chercheurs et cliniciens de visualiser le cerveau.
Objet connecté	Un objet connecté comporte un système d'identification et de captation des données (température extérieure, rythme cardiaque, etc.), un système de transmission des données alimentant une application « intelligente », une interface comme un smartphone, pour piloter l'application. La «connexion» des objets à un réseau plus large, est faite soit directement (par Wi-Fi par exemple), par l'intermédiaire du smartphone de l'utilisateur (souvent via une connexion Bluetooth) ou grâce à des protocoles de communication qui leur sont propres, et qui permettraient aux objets de communiquer entre eux. C'est un Objet électroniquement connecté à un ou d'autres sans fil et partageant des informations avec un ordinateur, une tablette électronique, un smartphone ou autre appareil.

Per diem	Per diem vient du latin où il signifie par jour « par jour». Il est dans son usage courant un mot anglais. Il a une triple signification en anglais. C'est un nom, un adjectif et un adverbe. Dans chacun de ces cas, il s'inscrit toujours en minuscule, avec un espace entre ses deux éléments: per diem. Son écriture en un seul mot a été cependant signalée avec (e) à la fin mais qui est très peu ou pas du tout utilisé ***«perdieme»*** de nos jours. En tant que nom, il a la même signification que «frais de mission» en français. C'est une somme d'argent payé pour couvrir les dépenses quotidiennes, induites par le voyage d'un employé en mission hors de son lieu habituel de travail, généralement pour une courte durée. Le montant, les modalités de payement et le moment du payement ainsi que toute la règlementation qui régit ce payement varient selon les pays, le type d'institutions (publiques ou privées) ainsi que le statut, grade et fonction de l'employé et le type de mission. La signification anglaise la plus récente - en tant que nom - et la plus courante est une indemnité quotidienne, une somme d'argent, que quelqu'un reçoit pour les dépenses quotidiennes pour son alimentation, ses taxis, son hébergement, et autres frais divers

	occasionnés par son voyage pour la réalisation de la mission qui en est l'objet. L'adjectif a deux utilisations. Il peut signifier «basé sur l'utilisation ou le service par jour», c'est-à-dire «quotidiennement». Les législateurs d'État aux Etas Unis par Exemple sont souvent remboursés pour leurs frais journaliers. Ces coûts sont des dépenses qu'ils subissent lorsqu'ils travaillent dans la capitale de l'État loin de leurs maisons. Et cela peut signifier "payé ou calculé par jour". L'intérêt journalier est calculé non pas par mois, mais par jour. En tant qu'adverbe le mot per diem est identique à son seul sens latin: "par jour" ou "pour chaque jour". Les personnes qui travaillent en « per diem » ne travaillent que pendant les jours où elles sont invitées à travailler; elles ne sont pas employées à temps plein ni à temps partiel, mais à la journée ; ce sont des journalières
«Per diemite»	Le suffixe **ite** est utilisé en médicine pour signifier une inflammation. Il désigne en d'autres termes une maladie (inflammatoire); appendicite (inflammation de l'appendice), (amygdalite (inflation de l'amygdale), bronchite (inflation des bronches) etc… Il peut

	s'employer pour tous les organes, appareils, ou tissus du corps humains. Par extension, ce suffixe **ite** est utilisé, généralement de façon ludique, pour désigner un travers humain caractérisé par un excès. C'est ce sens qui est utilisé ici dans le mot **«per diemite»**. Il signifie, dans le contexte de ce livre, une quête excessive, obsédante et illégitime de per diem au point d'en être malade. Ainsi, ramené dans le cadre de la formation continue, les sujets atteints de cette obsession, perçue comme une maladie, font du per diem une finalité de toutes les rencontres, organisées hors de leur lieu de travail, pour améliorer leurs connaissances et leurs compétences. Ils cherchent ainsi le per diem partout et dans toute rencontre organisée par leur hiérarchie ou leurs partenaires: séminaires/ateliers, réunion de restitution de résultats de recherche, de lancement d'un nouveau projet, réunion de coordination, de planification et autres. Les sujets atteints de per diemite montrent chaque fois qu'ils sont particulièrement préoccupés par le montant du per diem et par tous les autres avantages lui sont associés comme la convivialité du lieu où sont organisées les rencontres (les grands

	hôtels de luxe), leur fréquence et autres.
Séminaire	Un **séminaire** est une réunion en petit groupe, généralement dans un but d'enseignement. Quand il se fait en ligne, via l'Internet, on parle de Webinaire. Le **séminaire** est une pratique de l'enseignement supérieur, à l'université, dans un organisme de formation, dans un groupement professionnel. Il s'agit de réunir un petit groupe dans des rencontres régulières, centrées chaque fois sur un sujet particulier, où on demande à tous une participation active. Le séminaire universitaire peut prendre la forme d'un dialogue socratique mené par l'instructeur, ou d'une présentation plus systématique du résultat de recherches préparatoires. En principe, les participants ne sont pas débutants dans le domaine en discussion, et à l'université les séminaires sont généralement réservés aux étudiants avancés. Le but premier de la pratique des séminaires est de familiariser les étudiants avec la méthode convenant à un sujet qu'ils ont choisi, et de leur

	permettre de discuter en groupe sur les problèmes pratiques qui émergent pendant leur travail de recherche. Des lectures à faire sont indiquées puis discutées, des questions sont posées et on conduit un débat. Le séminaire est relativement informel, comparé au système de cours magistral ou de série de conférences de l'enseignement universitaire. Dans les universités européennes, on appelle aussi **séminaire** une série de conférences, spécialement quand elle est donnée par un grand nom du domaine, quels que soient le nombre d'auditeurs et leur degré de participation à la discussion. L'assistance est composée d'autres chercheurs, d'étudiants en doctorat et en master, ainsi que d'auditeurs libres, cela dans des proportions variables.
Supervision formative	La supervision formative est le processus qui facilite le développement professionnel grâce à une rétroaction directe. L'évaluation formative fait partie de la base de la supervision. Le superviseur surveille constamment et fournit des commentaires concernant les compétences et la performance du supervisé. Il tente de combler autant que faire se peut toute lacune ou insuffisance identifiée au niveau du

	savoir, savoir-faire et savoir être du supervisé. Elle représente une excellente occasion d'assurer une formation complémentaire, d'améliorer les résultats et de résoudre d'autres problèmes systémiques qui contribuent à la mauvaise qualité des services offerts.
Symposium	Une conférence ou une réunion pour discuter d'un sujet particulier. Elle s'inspire des discussions ou conversations intellectuelles de convivialité qui se tenaient dans la Grèce antique après un banquet pour boire. C'est une réunion ou une conférence au cours de laquelle généralement plusieurs orateurs parlent ou discutent d'un sujet devant un public.
Télémédecine	La télémédecine est une forme de pratique médicale à distance mettant en rapport, entre eux ou avec un patient, un ou plusieurs professionnels de santé, parmi lesquels figure nécessairement un professionnel médical et, le cas échéant, d'autres professionnels apportant leurs soins au patient. Elle utilise des

	communications interactives sonores, visuelles et de données. Ceci inclut les prestations de soins médicaux et chirurgicaux, les consultations professionnelles, le diagnostic, ainsi que la formation et le transfert des données médicales. C'est un exercice de la médecine par le biais des télécommunications et des technologies qui permettent les prestations de santé à distance et l'échange de l'information médicale s'y rapportant. Elle est pratiquée officiellement depuis 1920, année de la première licence pour radio de service médical aux bateaux publiée à New-York.
Télésanté	Le mot **télésanté** désigne « l'ensemble des technologies, des réseaux et des services de soins basés sur la télécommunication et comprenant les programmes d'éducation, de recherche collaborative, de consultation ainsi que d'autres services offerts dans le but d'améliorer la santé du patient ». Ces applications émergentes sont issues des technologies de l'information et de la communication (TIC) appliquées à la

	santé (nano santé y compris) et utilisant l'Internet.
Tutorat	Le tutorat est une relation formative entre un enseignant, le tuteur, et un apprenant, une personne (ou un petit groupe de personnes) en apprentissage. Il se distingue de l'enseignement classique impliquant professeurs et élèves par une formation individualisée et flexible. Le tuteur n'a pas forcément toutes les connaissances que doit maîtriser l'apprenant au terme de sa formation car son rôle n'est pas d'apporter des réponses aux problèmes posés mais de guider l'apprentissage. Le tutorat s'applique dans des contextes différents dans lesquels le tuteur peut avoir différents statuts. Un tuteur en entreprise aura généralement un statut juridique soumis à une règlementation stricte (qui variera selon les pays) alors que le rôle de tuteur en école pourra être pris par n'importe quel enseignant ou même étudiant.

RÉFÉRENCES BIBLIOGRAPHIQUES

1. OMS, Travailler ensemble pour la santé rapport sur la santé dans le monde 2006, OMS, Genève 2006
2. Bernard Nanga, les chauves-souris, Présence Africaine, 20/04/2001, Paris, France.
3. **Charles-Edward Amory Winslow; What is Public Health? in** http://www.stonecountyhealthdepartment.com/assets/text/What%20Is%20Public%20Health.pdf
4. FACMED. UNIV. RENNES, Introduction à la santé publique, in https://facmed.univ-rennes1.fr/.../RENNES20090116095023ambeg...
5. OMS, Préambule à la Constitution de l'Organisation mondiale de la Santé, tel qu'adopté par la Conférence internationale sur la Santé, New York, 19-22 juin 1946; signé le 22 juillet 1946 par les représentants de 61 Etats. 1946; (Actes officiels de l'Organisation mondiale de la Santé, n°. 2, p. 100) et entré en vigueur le 7 avril 1948 in http://www.who.int/about/definition/fr/print.html
6. Charte d'OTTAWA adoptée en 1986 par l'OMS lors de la première conférence internationale pour la promotion de la santé, OMS, 1986, Genève
7. Résultats de la Conférence mondiale sur les déterminants sociaux de la santé, Rio de Janeiro, 10-21 Octobre 2011, OMS, Genève
8. Combler le fossé en une génération, instaurer l'équité en santé en agissant sur les déterminants sociaux de la santé, Commission des Déterminants sociaux de la Santé, WHO/IER/CSDH/08.1,OMS Genève 2008

9. F.R. Abbatt et A. Mejia, la formation continue des personnels de santé, manuel pour ateliers, Organisation Mondiale de la Santé, 1990, Genève Suisse

10. Séminaire sur Wikipédia, page mise à jours le 25 Février 2017, in https://fr.wikipedia.org/wiki/S%C3%A9minaire

11. Charles Becker, René Collignon, **Épidémies et médecine coloniale en Afrique de l'Ouest,** Cahiers Santé 1998; 8: 411-6

12. **Le rôle des personnels auxiliaires autochtones,** ASNOM.ORG 2000-2017, Réalisation : Alias Production, https://www.asnom.org/oh/fr/0410_role.php?PHPSESSID=efd3f5381f2f0b602d5c90f4784be2ea

13. Un peu d'histoire, le centre MURAZ, in http://www.centre-muraz.bf/index.php/features/about-us-2

14. Per Diem' et respect de la déontologie dans les médias mauritaniens http://cridem.org/imprimable.php?article=678603

15. Marie Moland Gaarder, Hunting for Per Diem The Uses and Abuses of Travel Compensation in Three Developing Countries, Nrad Evalaution Department, NORAD, Report 2/2012 Study, Norwegian Agency for Development Cooperation, Oslo Ruseløkkveien 26, Oslo, Norway

16. Guy Le Boterf, comment évaluer les effets des actions de formation dans les entreprises ? in Personnel ANDCP, n° 311, 1990

17. ELLES, Abstract for the Key Note Conf. on ICT for PH in Africa, ICT for Public Health in Africa: status, Challenges and Perspectives, *Key-note-speaker* in ELES Conference 2012, Dakar, Sénégal

18. PIERRIC MARISSAL, 47 % des emplois seraient automatisables d'ici 20 ans in HTTP://WWW.HUMANITE.FR/47-DES-EMPLOIS-SERAIENT-AUTOMATISABLES-DICI-20-ANS-549348

19. Carl Benedikt Frey and Michael A. Osborne, the future of employment: how susceptible are jobs to computerization?∗ September 17, 2013, Oxford University, UK

20. **Jonathan Govette,**.Founder/CEO at Referral. MD in https://getreferralmd.com/2015/02/the-10-biggest-innovations-in-health-care-technology-in-2015/

21. Impression 3 D, Encyclopédie Libre WIKIPEDIA, page mise à jour le 9 juin 2017, https://fr.wikipedia.org/wiki/Impression_3D

22. The Brain Preservation Prize: A challenge to cryonicists, a challenge to scientists http://www.brainpreservation.org/

23. Jean Marie Guilliot, Qu'est-ce qu'un MOOC ? publié 02/12/2014 in http://eduscol.education.fr/numerique/tout-le-numerique/veille-education-numerique/archives/2012/cours-en-ligne-gratuit-ouvert-tous

24. Didier Gobbers et Éric Pichard, L'organisation du système de santé en Afrique de l'Ouest, ADSP n° 30 mars 2000, file:///C:/Users/Issakha%20Diallo/Downloads/ad303542%20(1).pdf

25. Dominique Kerouedan et Martine Audibert, Le développement sanitaire en Afrique francophone, la revue géopolitique, 25 septembre 2015, http://www.diploweb.com/Le-developpement-sanitaire-en.html

26. N Barney Pityana, OPEN DISTANCE LEARNING IN AFRICA: access, quality, success, Pretoria, 30 January 2004.

27. Guy Blaise NKAMLEU1 and Bernadette Dia KAMGNIA2 Uses and Abuses of Per diems in Africa: A Political Economy of Travel Allowances, Working Paper No. 196 February 2014, African Development Bank Group, Tunis, Tunisia.

28. Guy Blaise NKAMLEU1 and Bernadette Dia KAMGNIA2 Uses and Abuses of Per diems in Africa: A Political Economy of Travel Allowances, Working Paper No. 196 February 2014, African Development Bank Group, Tunis, Tunisia.

29. Cnes magazine, avril 2001

30. Jean CLUZEL et al., l'apport des nouvelles technologies de l'information et de la communication au service de la santé en Afrique dans le cadre du NEPAD (nouveau partenariat pour le développement de l'Afrique), MINISTÈRE de la santé et de la prévention du Sénégal, l'association éducation-santé, le CNES, le MEDES et la SONATEL, sous l'égide de la FISSA (force d'intervention sanitaire satellitaire auto portée) (rapport non daté)

TABLE DES MATIÈRES

Le Sénégal aux éditions L'Harmattan

Dernières parutions

L'ESTHÉTIQUE SOCIALE DES PULAAR
Socioanalyse d'un groupe ethnolinguistique
Sy Harouna
L'esthétique sociale pulaar est une mise en ordre éthique de la vie sociale. Elle est l'inventaire systématique de ce qu'il y a de beau et de laid dans le social relativement à ses valeurs, à ses normes, à ses règles et à ses codes qui commandent des postures, des relations, des rapports et des qualités appropriés. L'analyse des contradictions de la société pulaar du Fuuta Tooro a révélé des logiques et des stratégies fondées sur des rapports de castes et sur les représentations sociales que ces rapports produisent.
(31.00 euros, 304 p.)
ISBN : 978-2-343-11189-6, ISBN EBOOK : 978-2-14-002810-6

LE BAYNUNK GUNAAMOLO, UNE LANGUE DU SUD DU SÉNÉGAL
Analyse phonologique, morphologique et syntaxique
Diop Sokhna Bao - Préface de Denis Creissels
Le Sénégal est un pays multilingue avec des langues majoritaires et des langues minoritaires, de par le nombre de leurs locuteurs, mais également de par la quantité de travaux dont chacune dispose. Les langues majoritaires ont fait l'objet de nombreuses recherches, à la différences des langues minoritaires. Ce constat est à l'origine du choix porté sur la description de la variante gunaamolo du baynunk (parlé au sud du Sénégal, plus précisément à Niamone, dans la région de Ziguinchor) qui est une langue en danger très peu décrite. L'utilité et l'intérêt de ce travail résident dans la sauvegarde et la connaissance de cette langue et sa communauté. Elle peut servir aussi de référence à des recherches futures.
(Coll. Études africaines, 38.50 euros, 392 p.)
ISBN : 978-2-343-09614-8, ISBN EBOOK : 978-2-14-002913-4

DE L'HÉRITAGE ARABO-ISLAMIQUE SAINT-LOUISIEN
Une illustration par les œuvres d'Abbas Sall et d'Abdoulaye Fall Magatte
Fall Cheikh Tidiane - Préface de Samba Dieng et Postface de Mouhamed Habib Kébé
Cet ouvrage porte sur la réhabilitation du legs culturel arabo-islamique ouest-africain en général et saint-louisien en particulier. Revaloriser un pan du patrimoine culturel par l'entremise de l'imagination poétique locale de deux intellectuels demeure l'objectif principal de cette étude. Une partie descriptive constituée de la traduction d'une cinquantaine de poèmes suivie d'un volet analytique constitue la méthodologie de ce travail de recherche. La moisson tirée de ce travail préliminaire apporte quelques éclairages sur l'intérêt de la traduction de manuscrits arabes, notamment ceux produits par d'éminents ulémas du Sénégal, tels les deux poètes faisant l'objet de cette étude.
(Harmattan Sénégal, 35.00 euros, 340 p.)
ISBN : 978-2-343-11306-7, ISBN EBOOK : 978-2-14-003014-7

L'AGRICULTURE DU SÉNÉGAL SOUS LA COLONISATION
Diop Ismaïla
L'introduction de l'arachide au Sénégal au début du XXe siècle révolutionne le paysage agricole. La France décide alors de faire du Sénégal une colonie arachidière. Le Sénégal devient la troisième puissance arachidière du monde après les États-Unis et l'Inde. Cette monoculture extensive aboutit à un déficit vivrier chronique, une dégradation des sols, une dépendance vis-à-vis des importations de riz en provenance d'Asie. Pour y remédier, le rapport de la mission Roland Portères de 1952 recommande des mesures d'aménagement du territoire, de restauration des sols, de promotion de l'agriculture intégrée sérère.
(Harmattan Sénégal, 23.50 euros, 218 p.)
ISBN : 978-2-343-11129-2, ISBN EBOOK : 978-978-2-14-002836-6

CASAMANCE
À quand la paix ?
Bassène René Capain - Préface du père Nazaire Diatta
Malgré leur volonté et leur engagement affichés d'aller vers la fin du conflit armé en Casamance, la position des parties en guerre n'a jamais réellement évolué. L'État du Sénégal se dit prêt à négocier sur tous les points, sauf sur ceux relatifs à l'intégrité territoriale et l'unité nationale, alors que, de son côté, le MFDC soutient une position contraire en déclarant être disposé à ne négocier que sur la question se rapportant à l'indépendance totale de la Casamance. Cette situation montre que le conflit armé est encore loin de finir en Casamance.
(28.50 euros, 276 p.)
ISBN : 978-2-343-10426-3, ISBN EBOOK : 978-2-14-002593-8

PARCOURS D'UN JOURNALISTE AUTODIDACTE
Ndiaye Pape Ngagne - Préface de Mamoudou Ibra Kane
Pape Ngagne Ndiaye, par son style, est devenu un rendez-vous incontournable de l'espace audiovisuel sénégalais. L'émission « Faram Faccce » qu'il anime présentement sur TFM est très courue des hommes et femmes politiques pressés de se soumettre au feu roulant et nourri des questions du redoutable interviewer, unique dans son genre. Ce livre n'est pas seulement une autobiographie, mais aussi une réflexion thématique et une sélection rigoureuse de certains numéros de la célèbre émission qui se veut « un décryptage des questions majeures de l'actualité nationale ».
(37.00 euros, 360 p.) ISBN : 978-2-343-09916-3, ISBN EBOOK : 978-978-2-14-002822-9

DES FRANCENABE AUX MODOU-MODOU
L'émigration sénégalaise contemporaine
Fall Papa Demba - Préface du Professeur Abdoulaye Bara Diop
Principalement centré sur la France et ses anciennes colonies d'Afrique, le champ migratoire sénégalais s'est, de manière originale, progressivement étendu à des destinations naguère méconnues ou peu fréquentées (comme les États-Unis, l'Italie, l'Espagne, l'Afrique du Sud ou le Brésil). Peu à peu, les migrants sont devenus des acteurs incontournables du développement. La prise en compte de ces populations, et de leurs mouvements, devient donc nécessaire aux programmes et politiques de développement durable.
(Harmattan Sénégal, 40.00 euros, 559 p., Illustré en noir et blanc)
ISBN : 978-2-343-10796-7, ISBN EBOOK : 978-2-14-002539-6

« DOYEN » AMADY ALY DIENG, LE TRANSMETTEUR INTÉGRAL (1932-2015)
Économie biographique ou sémio-Histoire
Ngaïdé Abdarahmane
Amady Ali Dieng nous a quittés il y a un an. Pour lui rendre hommage et s'en rappeler les enseignements, l'auteur de cet ouvrage a décidé de compiler ses nombreux écrits ou interventions. Les quatorze textes qui composent cette anthologie sont représentatifs et significatifs de la personnalité, du style et des préoccupations d'Amady Ali Dieng. On y retrouve son style, son humour et son esprit critique.
(Harmattan Sénégal, 23.50 euros, 228 p., Illustré en noir et blanc)
ISBN : 978-2-343-10855-1, ISBN EBOOK : 978-2-14-002561-7

41 RULES TO BE HAPPY
Kane Babaly
Seeing that happiness is the goal towards which all men strive for, the author wrote this book to help the reader in treasuring the joyous of life and realizing his desires in entirety, to be fulfilled, to claw his way to the top and to assure him it will turn out well in the end. Moreover, this book intends to give the keys us to get the secret for reaching we want in this life. 41 rules to be happy is a little self help book which has 41 rules that are meant to allow every reader to live life in full potential.
(Harmattan Sénégal, 14.50 euros, 138 p.)
ISBN : 978-2-343-10904-6, ISBN EBOOK : 978-2-14-002583-9

SÉNÉGAL
Les limites du Plan Sénégal Émergent
Mansour Samb El Hadji
Cet ouvrage présente une analyse profonde des politiques publiques en décortiquant le Plan Sénégal Émergent (PSE) qui jusque-là n'a fait l'objet d'aucune analyse critique sérieuse. Le Sénégal est face à un défi, le défi de son émergence, un défi qu'il compte relever avec tous ses fils. Ce défi qui mobilise aujourd'hui tout le monde doit nous pousser à proposer de nouveaux chemins et à animer un débat nécessaire et incontournable dans tout processus d'émergence.
(Harmattan Sénégal, 27.00 euros, 276 p.)
ISBN : 978-2-343-09721-3, ISBN EBOOK : 978-2-14-002372-9

SÉNÉGAL
Dynamiques paysannes et souveraineté alimentaire
Le procès de production, la tenue foncère et la naissance d'un mouvement paysan
Diop Amadou Makhouredia - Préface d'Yves Guillermou ; Postface de Fodé Niang
Le présent ouvrage contribue à la compréhension des stratégies développées par la petite paysannerie et les dynamiques qui animent les exploitations agricoles familiales permettant la production de biens nécessaires à l'alimentation et l'entretien des familles. La capacité des paysans à prendre en main leurs propres préoccupations a été mise en évidence par l'émergence d'organisations, de groupements, d'associations et d'unions dans tout l'espace rural sénégalais.
(Harmattan Sénégal, 26.00 euros, 256 p.)
ISBN : 978-2-343-10852-0, ISBN EBOOK : 978-2-14-002457-3

HISTOIRE ET SOCIOLOGIE DES RELIGIONS AU SÉNÉGAL
Tamba Moustapha
Le Sénégal reste une exception dans le domaine religieux : 90 % de musulmans, 5 % de chrétiens et 5 % d'adeptes de l'animisme. C'est aussi le pays où les musulmans et les catholiques partagent le même cimetière, où les conjoints partagent des religions différentes, où les écoles privées catholiques comptent 60 à 70 % d'élèves de confession musulmane, etc. Ce phénomène n'est pas dû au hasard. L'histoire et la sociologie des religions permettent de l'expliquer amplement. Cet ouvrage souligne cette exception sénégalaise pour montrer qu'au moment où notre monde est en proie au fanatisme, à l'intolérance et au terrorisme religieux, le Sénégal propose un autre « modèle ».
(Coll. Études africaines, série Economie, 41.00 euros, 426 p.)
ISBN : 978-2-343-10424-9, ISBN EBOOK : 978-2-14-002506-8

FIGURES DU POLITIQUE ET DE L'INTELLECTUEL AU SÉNÉGAL
L.S. Senghor - M. Dia - A. Ly - CH. A. Diop A. Diouf & F. Mitterrand - J.R. De Benoist - A. Seck - TH. Fall - A. M. Samb - A.M. Samb JR - TH. Monod - H. Bocoum - G. R. Thilmans
Samb Djibril
Cet ouvrage réunit des personnalités politiques et/ou intellectuelles très diverses : Léopold Sédar Senghor, l'Immortel Noir ; Mamadou Dia, le brillant économiste ; François Mitterrand et Abdou Diouf, deux experts politiques, ou encore Théodore Monod, le savant probe. Ces figures sont autant de coryphées auxquels l'auteur a voulu rendre hommage, afin de rappeler que la terre africaine du Sénégal ne manque pas de princes de l'esprit ni de nourriture intellectuelle.
(26.00 euros, 266 p.)
ISBN : 978-2-343-10731-8, ISBN EBOOK : 978-2-14-002513-6

TÉLÉVISIONS AU SÉNÉGAL
Entre désert de contenu et sécheresse intellectuelle
Djimbira Cheikh Mouhamadou
« Il faut lire ce livre en considérant qu'il a été sciemment écrit dans l'intention de nuire à la société spectaculaire. Il n'a jamais rien d'outrancier. » Cette pensée de Guy Debord nous permet de comprendre à bien des égards, l'ouvrage de Cheikh Mouhamadou Djimbira qui est un plaidoyer pour la création de programmes audiovisuels de qualité.
(11.50 euros, 80 p.)
ISBN : 978-978-2-343-10790-5, ISBN EBOOK : 978-978-2-14-002528-0

UN SCOUT SÉNÉGALAIS
L'aventure citoyenne (deuxième édition)
Ndene Pascal - Préface de Jacques Moreillon
Lorsque nous parlons de l'adolescence, nous évoquons l'autonomie, la responsabilisation, la citoyenneté, le jeu, les relations avec les parents et avec les pairs. Toutes ces questions sont abordées dans ce livre qui montre avec humour le parcours éducatif d'un adolescent dans le scoutisme. Ce livre s'adresse à tous les jeunes, garçons et filles, aux parents et éducateurs de tout milieu social et culturel, ainsi qu'à tous les scouts et guides du monde.
(14.00 euros, 124 p.)
ISBN : 978-2-343-10965-7, ISBN EBOOK : 978-2-14-002526-6

LA PENSÉE DE CHEIKH AHMADOU BAMBA FACE AUX DÉFIS AFRICAINS
Sow Cheikh Mar
Cheikh Ahmadou Bamba Mbacké a su déterminer une nouvelle vision aux yeux de ses contemporains en formulant d'une façon très claire des idées novatrices capables de faire bouger le peuple. Cette conception de la société dans sa globalité a permis «à chaque individu de devenir un centre d'initiative, de création et de responsabilité à tous les niveaux : celui de l'économie, de la politique, de la culture ; une conception qui ne soit ni individualiste, ni totalitaire mais fondée sur les communautés de base».
(Harmattan Sénégal, 24.00 euros, 238 p.)
ISBN : 978-2-343-10021-0, ISBN EBOOK : 978-2-14-002284-5

LE MODERNISME EN ISLAM
Introduction à la pensée de Sayyid Amir Ali
Diagne Mbengue Ramatoulaye
« Les thèmes abordés par le Professeur Ramatoulaye Diagne dans sa lecture de la pensée d'Amir Ali ont tous un lien indéfectible avec le pluralisme et la paix. (...) Dans la lecture de son ouvrage, on arrive à comprendre que le modernisme d'Amir Ali est une sorte de renouveau dans la pensée islamique. C'est un mouvement d'intellection qui intègre, dans une cohérence architecturale, l'usage de la raison, l'esprit du soufisme pratique ghazalien et la finalité de la prière qui concilie l'ascèse de l'âme à la transformation positive des sociétés. » Abdoul Aziz Kebe, Ancien Chef du Département d'Arabe UCAD-DAKAR.
(Harmattan Sénégal, 15.00 euros, 144 p.)
ISBN : 978-2-343-09977-4, ISBN EBOOK : 978-2-14-002211-1

MA RENCONTRE AVEC ALLAH
De l'obscurité à la lumière
Mbengue Adama Ousmane
Cet ouvrage traite surtout de la question essentielle du Mahdi qui vient pour apporter les solutions idoines en s'appuyant sur la Sharia mouhammadiya et la Tariqah ahmadiya afin d'offrir à tout individu le meilleur profil dans la société idéale qu'il compte établir.
(Harmattan Sénégal, 14.50 euros, 134 p.)
ISBN : 978-2-343-10299-3, ISBN EBOOK : 978-2-14-002277-7

L'HARMATTAN ITALIA
Via Degli Artisti 15; 10124 Torino
harmattan.italia@gmail.com

L'HARMATTAN HONGRIE
Könyvesbolt ; Kossuth L. u. 14-16
1053 Budapest

L'HARMATTAN KINSHASA
185, avenue Nyangwe
Commune de Lingwala
Kinshasa, R.D. Congo
(00243) 998697603 ou (00243) 999229662

L'HARMATTAN CONGO
67, av. E. P. Lumumba
Bât. – Congo Pharmacie (Bib. Nat.)
BP2874 Brazzaville
harmattan.congo@yahoo.fr

L'HARMATTAN GUINÉE
Almamya Rue KA 028, en face
du restaurant Le Cèdre
OKB agency BP 3470 Conakry
(00224) 657 20 85 08 / 664 28 91 96
harmattanguinee@yahoo.fr

L'HARMATTAN MALI
Rue 73, Porte 536, Niamakoro,
Cité Unicef, Bamako
Tél. 00 (223) 20205724 / +(223) 76378082
poudiougopaul@yahoo.fr
pp.harmattan@gmail.com

L'HARMATTAN CAMEROUN
BP 11486
Face à la SNI, immeuble Don Bosco
Yaoundé
(00237) 99 76 61 66
harmattancam@yahoo.fr

L'HARMATTAN CÔTE D'IVOIRE
Résidence Karl / cité des arts
Abidjan-Cocody 03 BP 1588 Abidjan 03
(00225) 05 77 87 31
etien_nda@yahoo.fr

L'HARMATTAN BURKINA
Penou Achille Some
Ouagadougou
(+226) 70 26 88 27

L'HARMATTAN SÉNÉGAL
10 VDN en face Mermoz, après le pont de Fann
BP 45034 Dakar Fann
33 825 98 58 / 33 860 9858
senharmattan@gmail.com / senlibraire@gmail.com
www.harmattansenegal.com

L'HARMATTAN BÉNIN
ISOR-BENIN
01 BP 359 COTONOU-RP
Quartier Gbèdjromèdé,
Rue Agbélenco, Lot 1247 I
Tél : 00 229 21 32 53 79
christian_dablaka123@yahoo.fr